文經文庫 263

和你在一起

署立新竹醫院血液腫瘤科主任
韋至信◎著

文經社
Taiwan
COSMAX
PUBLISHING Co.
Since 1981

自序

盡心、盡意、盡力

在介紹本書前，我要先說一下王先生與李女士的故事。

王先生白手起家，曾任上市公司董事長。由於年歲已高，就將經營權交給子女。可惜子女們不善經營，幾次投資失利後，公司早已破產。但子女們為了不讓他老人家難過，都不告訴他實情，依然讓他繼續過著原先的富裕生活。

有天王先生想買一個骨董花瓶，開出一張面額二百萬元的本票，結果跳票後被商家控告詐欺。在入獄服刑前夕，王先生痛罵這些自以為很孝順的子女說：「你們花光我的錢，我不計較，可是你們為什麼不告訴我，我知道自己沒錢，就不會去買這花瓶，也不會因此被關啊！」話還沒說完，王先生的子女就已經慚愧的低下頭來，旁人聽了也都指責這幾個孩子不孝。

但另一種狀況，發生在李女士身上的事，大家似乎又不這麼想了。兩年前李女士因乳癌在某大醫院接受乳房及腋窩淋巴結切除術，她的子女擔心母親得知病情後會難過，便要求醫生配合隱瞞病情。李女士雖然覺得不對勁，但子女們都保證只是良性的纖維囊腫，要她繼續過著原來的生活。原先醫師建議要加做輔助性化學治療，也因要隱瞞病情而做罷。

沒多久，李女士因右上腹痛而就醫，經超音波檢查後發現，肝臟有多處轉移性癌症病灶，被推定是原先的乳癌所造成的。李女士得知後非常憤怒，覺得包括子女及所有的醫護人員都出賣她。因為如果當初知道實情，她會勇敢地接受各種輔助性治療，但是這一切都太遲了。於是李女士選擇沉默的抗議，不吃、不喝、不說話、面無表情、不和外界做任何溝通，結果不到一個月就死了（註：第四期乳癌的平均存活率至少有一年以上）。

＊＊＊

這兩個故事的共同點，就是有些自以為是的子女，卻做出了傷害父母最深的事。但在現在的社會裡，王先生的子女會受到眾人的譴責，李女士的子女似乎又能得到一些人的認同。身為第一線的抗癌醫師，我要奉勸每位病患家屬，絕對不要很無知、很隨便地提出要隱瞞病情的要求，因為只要你提出，大多數的醫護人員都會配合。

對於掌握所有醫護人員而言，要配合親屬隱瞞病情很簡單；相反的，要詳細說明，不但要付出許多時間，還要準備應付病患及其家屬的情緒反應，這本來就是一件吃力不討好的事，很多醫師避之唯恐不及。家屬要隱瞞，他們當然樂於配合。反正拖到病患死了，家屬還會感謝醫師大力的配合，也難怪上面提到李女士的悲劇會不斷地上演。

癌症病情的告知是循序漸進的，一位有經驗的腫瘤科醫師，會在病患被懷疑有癌症時，從進行各種檢查開始，有了部分報告，就告訴病患及其家屬這些報告的意義，是否有偏向惡性的可能。當最後的病理診斷報告出來之後，醫師不僅會告訴病患及其家屬這項不好的結果，還要提出各種可能的治療方式，更會留一段時間讓病患及其家屬，能夠詢問各種相關問題，作雙向的溝通，避免各種誤解並減少無知所帶來的恐懼。

如此一來，醫護人員就可以和病患及其家屬手攜手、心連心地一起往前走，能走多遠就走多遠。這樣的醫療模式，才是真正對病人有好處的方式。否則一旦隱瞞病情，醫生建議往東，兒女建議往西，親戚建議往北，病患本人則因為不知病情而堅持向南，這豈不是要病人還沒死就先被「五馬分屍」呢？

臨床上更常見的是，由於病患被家人刻意地隱瞞病情，因此便疑心生暗鬼，愈想愈嚴重。如此一來，原先的病情本來可以好好活個一年半載，自己卻把它想成可能一天或一星期就要死了，因此鬱鬱寡歡、心神不寧、食不下嚥，果然很快就走了。

隱瞞病情的另一個壞處就是浪費時間，不僅是病人的時間被浪費了，因為他不知道自己的時間已經有限，沒有充分時間去做想做的事、說想說的話、看想看的事物、讀想讀的東西；另一方面家屬也在浪費時間，因為家屬為了要隱瞞病情，勢必要說一些空泛、沒有意義的話，無法把握住可以和病人坦誠溝通、親密交流的機會。等死亡臨到時，一切都來不及了。

這些年來，我常看到癌末病人已昏迷接近死亡，做子女的才來要求醫生能不能讓病人再醒過來一會兒，為的是想說一些真心話，我會問這些自以為很孝順的子女：「病人之前已經清醒了半年，這些時候你們都在做什麼呢？為什麼要等到病患已經昏迷了，才要勉強他醒過來呢？」

有人將生命的終點，比喻是一個人要搭上長程、單向的火車，而且永遠不再回來了，如果你是他的親人或朋友，一定會為他提前準備行囊，裝滿各種有形的生活必需品、各種證件以及各種無形的關心、尊敬、感謝、不捨、憐愛等等，要準備這樣的行囊，必定要花不少時間。

然而如果你是等到已經一腳踏上火車時，才來準備行囊，慌亂之中，可能只裝進一隻舊拖鞋、一件破內衣、一張過期的報紙、一罐隔夜的牛奶以及許多的後悔、自責、沮喪、難過、這樣的行囊，真是要叫這位旅人情何以堪呀？

＊＊＊

我很想提醒那些家屬，就算你硬下心腸要來隱瞞病情，又能瞞多久呢？當病患的身體愈來愈虛弱、各種症狀接踵而至時，病人自己會毫無察覺嗎？此時你又要如何去面對呢？所以最好的方法，就是從一開始就請為你診治的醫師詳細說明病情，才可以避免無窮的後患與懊悔。

這本書的重點是在介紹「安寧療護」，很多人還不清楚什麼是「安寧療護」？安寧療護一詞的前身是「安寧照顧」，之所以會有文字的更動，是因為衛生署鑑於一般民眾誤解了「安寧照顧」，以為醫師已將積極治療排除在外，因此在一九九五年五月改為「安寧療護」，表示醫療與護理並重，也就是說緩解症狀的醫療措施，並未被排除於癌末病患的照顧之外，另外也含有積極與正向照護之意。

「安寧療護」（Hospice）起源於四世紀的拜占庭帝國，古代社會裡少有旅館或醫院，當時的基督徒會為疲累的旅行者設立招待所。這樣的風氣後來傳到羅馬帝國後，即被賦予拉丁名稱「**Hospitium**」，含有 **Hospitality**（好客、款待）與 **Welcome**（歡迎）之意，也就是「仁慈親切地招待陌生人」。

近代的安寧療護模式，大多取自英國聖克里斯多福安寧院（St. Christopher's Hospice）。這是桑德斯女士（Dame Cicely Saunders）於一九六八年所創的世界第一所現代安寧療護機構。

桑德斯原來是一名護士，因嚴重的背痛而無法再工作，所以轉任社工人員，繼續照顧病人。一九四五年她受洗成為基督徒。一九四七年她照顧一位年輕的癌末病患大衛・塔斯馬，大衛受到癌末疼痛的折磨，但當時的醫療體系卻無能為力。隔年大衛去世，將遺產五百英鎊捐給桑德斯。她為了能更有效地幫助癌末病患，在三十三歲時進醫學院就讀，四十歲時正式成為醫師。

桑德斯在具備了護理師、社工師與醫師的三重身分後，發展出「全人照護」的理念，為人性化的醫療立下指標。例如她開創了對癌末病患持續性地「定時給予止痛藥」的觀念，廢棄了以往「需要時再給止痛藥」的錯誤作法。一九六三年她開始建築醫院，一九六八年醫院落成，取名Hospice（接待收容旅人之處）。

目前全世界有越來越多的國家設立Hospice，台灣則是第十八個設立安寧療護機構的國家。一九九〇年二月，馬偕醫院成立台灣第一個安寧病房；同年十二月，台灣基督長老教會與馬偕醫院，共同創立財團法人安寧照顧基金會。目前台灣大約有近三十家的醫療院所，設有安寧病房，提供安寧療護的服務。

「安寧療護」最重要的，並不是一棟美麗的建築物（病房），而是一種照顧癌末病患的理念和態度。也就是說一個病房絕不會因為掛上了安寧病房的招牌，它就能自動地提供安寧療護的服務；而是要看照顧癌症病患的醫護人員，願不願意用一種更人性化的觀念和想法來對待病人。

同樣的道理，安寧療護也絕不是只能被限制於某些病房才能實施。也就是說，只要有癌末病人的病房，安寧療護的觀念就可以派上用場。

在安寧療護中有一個很重要的精神是「緩和照顧」（Palliative Care），它和大家所熟知的積極抗癌照顧有所不同。積極抗癌和緩和照顧之間，並沒有截然的畫分或區隔，彼此應該是相輔相成的。最好的模式就是醫護人員既熟知積極抗癌治療，也了解緩和照顧，根據病患不同的需求而提供適當的照顧，然後隨著病情的變化，隨時可以調整上述兩種照顧模式的比重。

癌末病人所面對的問題並不僅止於身體上的痛苦，他還必須面對死亡以及相關的問題，包括人生的意義、關係的重建、繼續活下去的勇氣等等，所以安寧療護除了提供緩和照顧之外，也必須協助病患去面對上述的問題。

因此在安寧療護機構中，除了醫師及護理人員之外，也要其他社工、藥師、營養師、牧師、義工等等的專業，才能用團隊的力量來協助病患和家屬。

在照顧的過程中，病人擁有最大的自主權，家屬亦應當全程參與，與醫療團隊共同來滿足病人在肉體上、情緒上、社會上、精神上的需要。當病患過世後，安寧療護也可視狀況協助家屬走出悲傷、重建生活。

＊＊＊

目前國內推動安寧療護最大的障礙，就是來自於醫生的認知。台灣的醫生從受教育開始，便被灌輸著要「戰勝死亡」、要當「再世華佗」或「回春妙手」。因此一位治療癌症的醫生在病家面前，就一定要持續不斷地提供積極抗癌的治療，才能符合上述的形象。

但即使不得癌症，人人也終須一死。家屬往往都要等病人已病入膏肓或意識不清時，才同意將病患轉入安寧病房，可能幾個小時或幾天之後，病患就過世了。在這麼短的時間之內，病人可能連自己的醫生姓什麼叫什麼都還搞不清楚，也可能病人的意識狀態已經不清楚，也就是說醫病關係根本還來不及建立的狀況下，如何能提供安寧療護呢？

醫護人員的天職，並不是在戰勝或打敗死亡，而是在「盡力緩解病患的痛苦」。也就是說，不管病情是在早期、中期或末期，醫護人員最重要的任務都是在運用各種方法來緩解病患的痛苦，這些方法可以是抗癌治療，也可以是緩和照顧。如果癌症能根治當然很好，如果不能，也不違反醫護人員的使命。至於病患生命的長或短，並不是醫護人員、病患、家屬或任何人所能決定的，那是屬於上帝管轄的範疇。

同樣的道理，病患及家屬也不應該將戰勝或打敗死亡的枷鎖，強加於醫護人員的頭上。如此一來，醫生才能客觀地站在病人的立場，根據病情、體能狀態、支持系統等資訊，調整抗癌治療與安寧療護的比重，為病患設計一個最人性化的醫療決定。

本書是我繼《醫生也醫死》之後，另一本介紹「安寧療護」的通俗著作。7C病房是衛生署新竹醫院腫瘤暨安寧病房的代稱。國內多數醫院在治療癌症上，總是習慣將病人的照顧切割成前段的「腫瘤科積極治療」，和後段的「安寧病房緩和醫療」，但這種分法並不符合人性，因為很難有個標準來做適當的區分。很多病患發病時就已經是癌症末期，不但必須接受抗癌治療，也必須隨時準備面對死亡；但醫病之間的信任關係不可能在短期內建立。如果少了這種關係，「安寧療護」就是空談。

7C病房自一九九九年成立以來，提供癌症病人全面性的照顧，教導病患及家屬更正確地面對癌症。在這裡，不但病患肉體的痛苦獲得減輕，且能更有心理準備去面對人生的終點。我盼望用信仰與專業來協助讀者思考，人死了以後靈魂的歸處在哪裡？這類的探索就像人去國外旅遊要先辦簽證那麼自然。透過溫馨的真實案例，讓病人與家屬對癌症與死亡都不再恐懼。

疾病的照顧是延續性的，醫療人員無法改變人的死亡，但卻能藉著醫療盡心、盡意、盡力陪伴病人及家屬走過困境。所以，專業可以區分，但病人不能分段，病人及家屬所需要的就是全程的照護。

書中都是真實癌症病人故事，他們用淚、用情道盡了真實的一生。我也提出迥異於目前主流價值觀的想法，希望能對年輕的醫護工作者，以及越來越多的癌症病人及家屬有所幫助。

目次 Contents

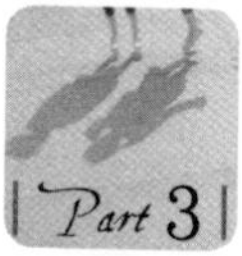

實話要實說

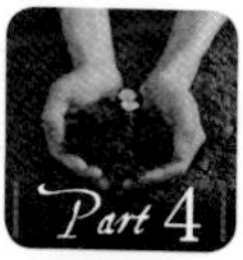

新的事情會發生

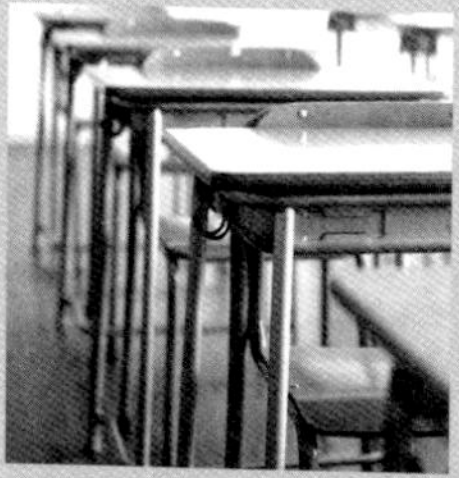

Part 1

最後一堂課

「凡事都可行，但不都有益處。
凡事都可行，但不都造就人。」

醫護人員的天職是什麼？醫護人員的天職，並不是在戰勝或打敗死亡，而是在「盡力緩解病患的痛苦」。

同樣的道理，病患及家屬也不應該將戰勝或打敗死亡的枷鎖，強加於醫護人員的頭上。

如此一來，醫生才能客觀地站在病人的立場，根據病情、體能狀態、支持系統等資訊，調整抗癌治療與安寧療護的比重，為病患設計一個最人性化的醫療決定。

你們為什麼要放棄他？

醫護人員的天職是什麼？
是不計一切代價想要戰勝死亡嗎？
如果是的話，那麼古今中外，
有哪一個醫生或病人成功過呢？
對於一位癌末病患，什麼才是「愛」？

「長庚醫院沒有放棄我爸爸，亞東醫院也沒有放棄他，你們為什麼要放棄他？」

二〇〇八年十二月二十六日下午五點多，腫瘤科門診的診間，傳出一位少女淚眼汪汪的咆哮聲，這是我在新竹醫院十三年來未曾看過的事。

當天是我的門診時段，看診不久，有一位女士走入診間，跟我說：「我哥哥是一位長期洗腎的病人，兩年前罹患肝癌，做過一些治療，目前病情很嚴重，我大嫂希望能把他轉到貴院的癌症病房，接受安寧照顧。」

我問他：「病人呢？」

她說：「他現在正在某某診所洗腎，大概要洗到四、五點。」

我說：「那就洗完腎，再帶他來給我看。」

當天門診的病患相當多，到了五點多，病人C先生坐在輪椅上被推進來，頭上還圍著一條毛毯，仔細一看，發現他臉上有深度黃疸，形容枯槁，說話氣若游絲，陪同的有妻子、妹妹、兒子、女兒。我仔細閱讀他帶來的病情資料，知道他已洗腎超過二十年了。幾年前抽血得知罹患B型肝炎，隨後便定期接受肝臟檢查。兩年前發現肝臟胎兒蛋白指數升高，隨後被診斷出罹患肝癌，於是家屬帶他到林口長庚醫院就醫。

原先家屬希望開刀拿掉腫瘤，但因為C先生是長期洗腎的病患，醫生擔心凝血功能不佳，因此沒有手術而採取肝動脈栓塞術，兩年內做了四次。前些日子病情惡化，無法再做栓塞，於是家屬又帶他到亞東醫院，醫生為他安排了昂貴的螺旋刀放射治療。

過沒幾天，C先生開始出現黃疸和意識不清，家屬立刻帶他到亞東醫院住院，醫生跟家屬說，他已經出現肝臟衰竭的現象，病情很危急，於是C太太決定把他帶回新竹，因為離家比較近。

了解C先生的病史之後，我開始察看他的身體狀況，發現他身上又黑又黃之外，意識狀態也很不好，回答不到兩個字就睡著了，我判斷他離生命終點應該是只有幾小時到幾天。我問C太太有什麼打算，她說：「我們希望他能待在家裡，可是又怕他出現什麼不舒服的症狀，我們不會處理。」

我聽了後就說：「既然你擔心，我安排他住院好了。住院之後，我們會提供緩和醫療，會處理他的疼痛，但你們家屬要在旁邊照顧他。至於原先一、三、五的洗腎，我的建議是不必再做，因為他已經進入肝昏迷階段。原先醫生開立的肝昏迷糖漿，也不必強迫他喝，但如果他表示要吃東西，我不反對。至於一般住院一定要做的抽血檢查，我們也不必做，不必讓他再痛一次。」

C太太同意我的建議，於是我開立住院證，讓他們去辦手續。但就在C先生坐在輪椅上要被推出診間時，他女兒卻在一旁大喊：「長庚醫院沒有放棄我爸爸，亞東醫院也沒有放棄他，你們為什麼要放棄他？」

這是很嚴重的指控，C太太趕快過來打圓場，雖然已經接近門診結束時間，我還是決定要把話說清楚，於是我請C小姐坐下，我說：「我剛剛花了許多時間來看你父親，絕對不是要放棄他！如果是，又何必花那麼多時間呢？」

我看C小姐停止了哭泣，就繼續說：「我之所以建議停止他定期的洗腎，甚至於不用抽血，原因是他所剩的時間不多，我不希望再把他寶貴的時間浪費在做檢查、接受治療上面，而是希望妳們能把握時間相處，把妳們對父親的不捨、敬愛表達出來，裝在他即將遠行的行囊中，所以我才會交代說：『我安排他住院，但是妳們家屬一定要在旁邊照顧。』我是不是有這樣說過？」

C小姐點點頭。我繼續說：「我之所以沒有要你父親喝肝昏迷糖漿，並不是要放棄他，而是希望他如果能吃一點、喝一點，就讓他吃喜歡吃的、喝喜歡喝的，不必一定要吃藥，也不必有其他禁忌，所以我剛剛說：『如果他表示要吃東西，我則是不反對。』我是不是有這樣說過？」

C小姐再次點點頭，我繼續說：「我沒有放棄你父親！相反地，我很愛他，也愛你們，所以才做出那樣的建議，你懂嗎？」

C小姐用力地點點頭，於是我為他們做了一個禱告，希望他們能在父親遠行的行囊中，裝滿祝福、感謝、不捨與疼愛。

看診結束後，我立刻回到7C病房，親自為C先生開立醫囑，因為我擔心值班的住院醫師無法理解，為何我交代不必洗腎、不必抽血做檢驗、不必喝肝昏迷糖漿。這樣的個案，臨床上常常見到，不禁讓人會問：「到底醫護人員的職責是不是該幫病人拚到底，拚到最後一口氣才是有醫德、有醫術、有愛心的『好』醫生嗎？」

我曾經在《醫生也醫死》一書寫道：「如果病人和家屬投入各樣口號動聽、見證不斷的抗癌偏方中，那麼他們將會有心靈及時間的損失：失去了心靈上的平安將是一項最大損失。一個人不可能要準備面對死亡，同時卻又滿心希望自己的病能好起來。最常見的例子就是病人和家屬將病人臨終之前僅有的一小段寶貴時光，用在四處奔波求偏方上，一心希望有奇蹟出現，全家人的心思全部被各式偏方的動人宣傳所緊緊抓住，一次次嘗試、一次次無效；這樣的場景就像是大家努力地在吹一個氣球，愈吹愈大，然後隨著病情的惡化，最後氣球終告破裂，什麼都沒有了。」

當時我寫那段文章時，我以為家屬求偏方才會導致這樣的結果，如今看起來，醫護人員的醫療決定，也會造成同樣的結局。

就像在C先生個案中，我也可以為他抽血做各式各樣的檢驗、繼續安排每次要花好幾個鐘頭的洗腎、限制他的飲食、強迫他一定要喝肝昏迷糖漿、告訴家屬還有一絲希望，這樣一來，說不定家屬反而會認為我是一位盡責、認真、拚到底的好醫生。

但話說回來，醫療的主體是病患本人，這樣做真的是符合癌末病患的期望嗎，真的對他們有益處嗎？《聖經》裡保羅勸勉眾人說：「凡事都可行，但不都有益處。凡事都可行，但不都造就人。」(註)那麼醫護人員的天職是什麼？是不計一切代價想要戰勝死亡嗎？如果是的話，那麼古今中外，有哪一個醫生或病人成功過呢？

對於一位癌末病患，什麼才是「愛」，是幫助他不計一切代價、戰到油盡燈枯，毫無準備地面對生命終點嗎？這樣做真的是愛他嗎？還是這樣做其實只是符合家屬和醫護人員的期待，讓家屬和醫護人員可以繼續逃避嚴肅的問題——「死亡」呢？

第二天早上，我循往例到病房查房，特地拿了《醫生也醫死》這本書給C先生的家人，希望協助他們面對父親的死亡。三天後的早晨，我到病房時發現C先生的床號不在了，當班的護理人員告訴我：「C先生昨天晚上過世了。」

查完病房之後，我遇到C太太來開立死亡診斷書，她跟我說：「韋醫師，謝謝你，三天前我先生來看你的門診時，雖然看起來神智有點不清，但你說的話他都聽到了。隔天早上，他精神比較好時，就跟我說：『韋醫師安排的不洗腎、不抽血、不喝糖漿，都是我想要的，我也只想要有尊嚴、不痛苦地離開，其他的我都不要。』原先的醫院還打算要積極地治療他，還好我們回來新竹，又遇到你為他做了適當的安排，真是謝謝你。他在昨天晚上，沒有痛苦、很安詳的在病床上過世，完全符合他的期望！」

聽完C太太的一番話，我心中的疑問消失了，我的決定果然是符合C先生的益處。

（註）引自《聖經．哥林多前書》第十章

同得這樣的好處

他眼眶中滿是淚水，
卻沒有再堅持己見，
我想他已經聽懂我的話了。
感謝神，兩千年前聖經中的教導，
仍然可以運用在現代的職場中。

G女士，今年七十一歲。她在二〇〇二年罹患膽囊癌，接受過膽囊切除。一年半之後，癌細胞轉移到肝臟，因此她到本院的外科就醫。楊醫師仔細地評估過病情之後，為她做了肝臟的腫瘤切除術。

手術傷口痊癒之後，G女士被轉介到我的門診。在接下來的半年中，我為她做了多次的化學治療，原先以為她的腫瘤會很快就復發，沒想到在接下來的兩年，她的病情都相當穩定。

到了二〇〇六年六月，她開始出現裡急後重和下腹脹墜感，經過電腦斷層的檢查，發現癌細胞已經蔓延到整個腹腔，並且在骨盆腔形成一個大腫瘤，壓迫到膀胱和直腸。大腸直腸外科的侯醫師在評估過病情之後，認為手術切除已經不可能，因此為她做了消極性的大腸造口，以緩解腸道壓迫的現象。

在隨後的兩個月，侯醫師為他安排骨盆腔的體外放射治療，起初腫瘤有變小，不過好景不長，到了二〇〇六年底，腫瘤壓迫骨盆腔的症狀又出現了。在這期間，侯醫師曾照會過我，我告訴他不宜再做積極性的治療，應該投予安寧緩和照顧，免得抗癌治療所造成的副作用，反而縮短G女士的壽命。

二〇〇七年三月九日，我收到侯醫師的照會單，因此到外科病房看G女士。她虛弱地躺在病床上，腹部上有一個造口，看護說她持續解血尿。研判過病情之後，我將她轉至7C病房，打算用緩和醫療的方式來幫助她。

隔天，三月十日星期六的早晨，我循往例到病房查房，大夜班的護理師蘇小姐急著跟我報告說：「G女士的小兒子昨晚來照顧她，一直跟我說一定要全力救媽媽，要再安排腹部的放射治療以殺死癌細胞。我跟他解釋說G女士身體非常虛弱，已經是癌症末期，況且她已經接受過腹部的放射治療，如果再做，會傷害正常組織，很可能會得不償失。講了半天，他都沒聽懂，仍然要求安排放射治療。我講不過他，因此待會兒查房時，你再跟他溝通吧！」

聽完蘇小姐的描述，我心想：「恐怕是一件麻煩事！」我隨口問她說：「你知不知道她兒子是做什麼工作的？」她回答說：「不是很清楚，好像是在科學園區做事。」

隨後我開始查房，心裡也開始向神禱告，求祂給我智慧和適當的話語，可以跟G女

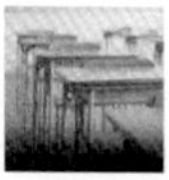

士的小兒子溝通。我刻意先從後段病房開始查起，最後才去看G女士，這樣比較不會有時間的壓力。

到了病床旁，我先察看G女士的一般狀況，然後對她兒子說：「你從昨天晚上就在這裡照顧媽媽，你一定是很愛她、很捨不得她，希望她的病能夠好起來。」G女士的小兒子沒有回答，但稍微點了點頭。

我繼續說：「你在園區工作，一定常常聽到科技公司之間的購併吧！」

他點點頭。

我說：「如果你是在一家體質相當不好的公司就業，當你聽到某某財團要來購併你就業的公司時，你會先想到什麼？是公司被購併後，幾年後的榮景和效益？還是你會先擔心飯碗不保呢？」

他立刻回答說：「當然是擔心會被裁員。」

我立刻接著說：「沒錯，如果公司的體質越不好，你越是應該當心被裁員！至於購併後所可能產生的效益，很可能跟你無關，因為你已經不在公司了。購併的目的雖然是希望公司會更好，但是最初的時期一定是先整頓、裁員，然後才可能獲利增加。如果你在績效很差的部門工作，更無可避免會被裁掉。你媽媽的現況也是一樣，雖然你想要她未來更好，但是她很可能還沒享受到好處之前，就因為治療所產生的副作用而過世，正如購併後的整頓、裁員一樣！」

聽完我的說明，G女士的小兒子眼眶中滿是淚水，卻沒有再堅持己見了，我想他已經聽懂我的話了。我鼓勵他這段時間要多來陪媽媽，正確表達內心的孝順。

這個事件讓我深刻體會到《聖經》裡使徒保羅說的：「向甚麼樣的人，我就作甚麼樣的人。無論如何，總要救些人。凡我所行的，都是為福音的緣故，為要與人同得這福音的好處。」（註）

感謝神，兩千年前聖經中的教導「向甚麼樣的人，我就作甚麼樣的人」，仍然可以很有效地運用在現代的職場中。

（註）引自《聖經・哥林多前書》第九章

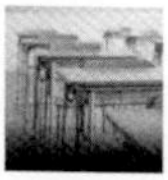

還好有死亡

從她生病的過程中，
我們可以對死亡有更深的認識。
還好有死亡，還好生命有終點；
死亡可使肉體的痛苦有結束的一天，
如果沒有，那真是無法想像呢！

二〇〇六年六月二十一日早上七點多，我坐在護理站的病歷櫃前，看著前一天的病歷記錄，值大夜班的陳小姐突然問我說：「韋醫師，聖經上有沒有寫神為什麼要造人呀？」

我聽了很驚訝，因為從來沒有人問過我這個問題。我說：「《聖經》裡有記載『神說：我們要照著我們的形象、按著我們的樣式造人，使他們管理海裡的魚、空中的鳥、地上的牲畜，和全地，並地上所爬的一切昆蟲。』（註1）神就照著自己的形象造人，祂是照著祂的形象造男造女；但並沒有精確地提到神造人的動機。」

陳小姐一聽立刻說：「我好像不應該這樣問，其實我想問的是：病房裡有這麼多人活在痛苦中，那麼神起初為什麼要造他呢？例如我照顧的蔡女士，她罹患直腸癌，手術切除後又復發，結果腫瘤在肛門口，長成一個直徑超過七公分的菜花狀腫塊，醫師為她做放射治療，結果卻又在她左側的大腿外側，形成了一個直徑超過十公分的膿瘍，不管我們再怎樣勤勞地換藥，都還是有惡臭，我看她真是生不如死呀！」

我聽了後就說：「我懂你的意思了，雖然我不知道神究竟為什麼要造人，但是從蔡女士生病的過程中，我們可以對死亡有更深的認識。我覺得還好有死亡，還好生命有終點；死亡可以使肉體的痛苦有結束的一天，如果沒有，那真是無法想像呢！」

我看陳小姐的表情裡有點認同，卻也有有點疑惑，於是我接著說：「《聖經》在〈創世記〉裡記載，亞當、夏娃犯了罪之後，耶和華神說：『那人已經與我們相似，能知道善惡；現在恐怕他伸手又摘生命樹的果子吃，就永遠活著。』（註2）耶和華神便打發他們離開伊甸園。又在伊甸園的東邊安設基路伯（以色列人想像中有翅膀的活物）和四面轉動發火焰的劍，要把守生命樹的道路。也就是說神不讓他們吃生命樹上的果子，以免他們能永遠活著。」

「從前我剛信主，讀到這處經文時，會覺得神怎麼那麼小氣，不過是幾粒樹上的果子，為什麼怕亞當、夏娃吃？不過隨著年歲的增長，我才發現其中有更深的含義。你想一想，如果人類在犯了罪之後，不會死亡、生命長存，那麼這個社會會變成什麼樣子呢？如果作姦犯科的壞人都不會死，那麼不就天下大亂了嗎？如果做壞事的人都不會死，那麼有誰還會奉公守法呢？」

我看陳小姐聽懂了，就繼續說：「所以感謝神，還好有死亡，還好神的命令是：『按著定命，人人都有一死，死後且有審判。』（註3）如此一來，罪惡才有結束的一天，是非對錯也有絕對的標準，這個世界也才沒有亂掉。」

我不知這樣的解釋，能否讓陳小姐釋懷。五天後我在早晨查房時，蔡女士強烈要求出院，我看她的生命徵象都還好，怕她回家後不舒服會立刻再就醫，過程很麻煩，因此想了個辦法，讓她帶著高濃度的嗎啡點滴，可以減少痛苦，躺在救護車上，請假回家。滿足了她回家的心願之後，可以再回醫院。

沒想到幾個小時之後，家屬就打電話來護理站說，蔡女士已經在家中過世了。我心想：「感謝主，還好能排除萬難讓她回家，讓她完成最後的心願！」

每一個環境，都是神量給我們的，也必有祂的美意。或許不是我們最喜歡的，但一定是最適合我們的。

（註1）引自《聖經．創世紀》第一章

（註2）引自《聖經．創世紀》第二章

（註3）引自《聖經．希伯來書》第九章

上輩子相欠債

突然間，神讓我明白了，
原來那是一個來自於魔鬼的謊言。
這樣一句精心設計的謊言到處流傳，
讓很多人從小就聽過這樣的話，
等她長大了，自己遇到問題了，
也順理成章地用這句話來自我解釋。

7C病房前些日子住進了一位六十六歲的李先生，他罹患肺癌已有一段時間，目前已經是癌症末期，因此我用緩和醫療的方式來照顧他。

黃先生主要的問題是全身疼痛，以及幾乎無法進食，因此我給他使用點滴注射，另外也投用針劑的嗎啡來減緩他的疼痛。

幾天之後，李先生的疼痛受到良好的控制，翻身時也不太會喊痛了。他住了一段時間，但每次我查房時，都能看到李太太不離不棄地在照顧他，因此有點好奇，想知道他們夫妻的感情是不是很好。

沒想到李太太說：「他結婚後就沒有認真工作過，我只好外出賺錢，兩頭兼顧地把這個家撐到今天；而且他對我也不好，常常打我、罵我，甚至曾拿刀威脅要殺我！」

二〇〇六年四月十四日早上查房時，我看完李先生當天的狀況之後，便隨口問李太

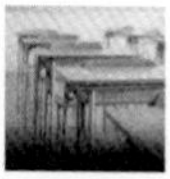

太說：「現在他生病躺在這裡，不敢再兇你、罵你了吧！」

李太太回答說：「現在大概是不敢了，因為需要我照顧他啊！唉，真是前輩子相欠債！」

聽了這樣的回答，我對李太太說：「這個世界上，有很多人嘗試要對人的婚姻下一個定義，例如『嫁雞隨雞、嫁狗隨狗』、『聽老婆的嘴大富貴』、『相敬如賓』、『婚姻是戀愛的墳墓』、『因相愛而結合、因了解而分開』，以及你剛剛提到的『前輩子相欠債』，但是《聖經》對婚姻卻只有一種教導，就是：『你們作丈夫的，要愛你們的妻子，正如基督愛教會，為教會捨己。你們作妻子的，當順服自己的丈夫，如同順服主。因為丈夫是妻子的頭，如同基督是教會的頭。丈夫也當愛妻子，如同愛自己的身子；愛妻子便是愛自己了。從來沒有人恨惡自己的身子，總是保養顧惜』。」（註）

說完了這段話，我問李太太有沒有道理，結果不但她點頭稱是，連隔壁床的蕭太太也很感動。離開病房後我就想到：「為什麼有很多婚姻，不幸福的妻子都會自認倒楣、忍氣吞聲地說：『前輩子相欠債』？」

突然間，神讓我明白了，原來那是一個來自於魔鬼的謊言。這樣一句精心設計的謊言到處流傳，讓很多人從小就聽過這樣的話，等她長大了，自己遇到問題了，也順理成章地用這句話來自我解釋。

雖然這樣的想法或許可以暫時減少衝突，但是它卻會使受害的一方深信，自己的遭遇是一種宿命，是永遠無法改變或掙脫的；它也會使加害的一方，永遠都不知道要反省或悔改，因為他會認為既然是另一方上輩子欠他的，那麼這輩子她就該受他的折磨，他愛怎樣對待她，就怎樣對待她。

我越想越可怕，這樣一句謊言竟然有如此大的影響力，同時讓加害者和受害者都不知道、也不願意去嘗試改變現況，因此就讓痛苦一直持續下去，甚至於貽害到自己後代的子子孫孫，真是殺傷力有夠大的一句謊言啊！

寫到這裡，我不禁感謝神，在聖經中告訴我們有關夫妻關係的正確教導。如果夫妻倆人都按著神的吩咐去做，那麼每一個家庭都會變成快樂的天堂。

（註）引自《聖經．以弗所書》第五章

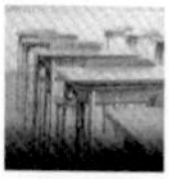

要用「神的眼光」來看

任何大事小事，
只要用「神的眼光」來看，
過程會不一樣，
態度會不一樣，
結果也會不一樣。

二〇〇六年十二月十二日下午的門診時段，病人不是很多。開始看診不久，就有一位中年男子進入診間，手上拿著幾張診斷書，說是要替他父親掛號。

我詢問了一下，他表示父親先前在台北被診斷出罹患胃癌，因為年紀很大，加上過去多次中風，因此台北的醫生不建議開刀。這次是因為老人家最近排便有血，他擔心是癌症惡化了，因此想先替父親掛個號，留下一點資料，將來需要住到安寧病房時，病歷上才不會一片空白。

聽了他的陳述，我請他立刻帶老人家來就醫，因為排便有血的相關病情，可大可小。約莫半個鐘頭後，老人家坐在輪椅上面被推進來，無法言語、身上插著鼻胃管、左半身完全癱瘓，身旁還有一位外籍看護。

我花了幾分鐘了解他過去的病史，隨即要看護將老人家抱到診療床上，我要為他做身體檢查，特別是直腸肛門的部分。我戴上手套，塗上潤滑劑，一伸進肛門，立刻就摸到一坨堅硬的大便，於是我心裡就有數了，因為老人家長期便秘導致排便出血、腹痛、消化不良、食慾不振，是很常見的，特別是在中過風的病人身上。

我問他兒子是否有準備紙尿褲，他表示立刻去買，接著就離開診間了。我開始想，要如何處理現場呢？因為當時是在門診診間，並不是在病房，塑膠便盆並不是隨手可得，於是我拿了一個裝在垃圾桶裡的塑膠袋，當下就替老先生挖起大便來了。

在這一瞬間，空氣中充滿了惡臭，還有老先生疼痛不適的呻吟聲，我不曉得旁邊跟診的護士作何感想？還好當天左右的診間都是停診的，沒有其他醫護同仁。

等他兒子回到診間，大便已挖得差不多了，看護和他兒子替他穿上乾淨的紙尿褲，扶他重新坐上輪椅，他兒子臉上一直有一種不好意思的表情，我叮嚀他一些預防便秘的注意事項，另外也開立了一些藥物，隨即完成了老先生初次的看診。

很多人也許不解，一個門診醫師為何要為初診病人「挖大便」？《聖經》裡有一處發人深省的記載：「他們走路的時候，耶穌進了一個村莊。有一個女人，名叫馬大，接他到自己家裡。她有一個妹子，名叫馬利亞，在耶穌腳前坐著聽他的道。馬大伺候的事多，心裡忙亂，就進前來，說：『主啊，我的妹子留下我一個人伺候，你不在意嗎？請吩咐她來幫助我。』耶穌回答說：『馬大！馬大！你為許多的事思慮煩擾，但是不可少的只有一

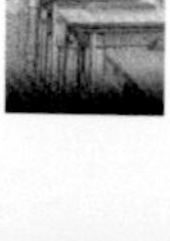

件；馬利亞已經選擇那上好的福分，是不能奪去的』。」（註）

從前剛信主時，不懂耶穌為什麼斥責努力工作的馬大？反而鼓勵閒閒沒事幹的馬利亞。但慢慢我才明白，耶穌在這裡是強調「要用神的眼光」，來看待那些讓我們忙亂的事。

舉個例子來說，現在醫院訓練住院醫師有所謂的ＰＧＹ系統，官方的醫策會設定了許多項目，然後規定各個臨床教師（資深主治醫師），必須逐一教導第一年的住院醫師。如果按著我用「人」的看法來看，這樣的計畫真是太無聊了，因為我自己在住院醫師的訓練階段，幾乎都是自食其力、自己摸索，哪有什麼人會主動教導？現在好不容易熬成了資深醫師，卻要像個老媽子，整天叮嚀第一年住院醫師要做這個、要學那個，真是令人覺得不平衡！

如果我一直抱持著這樣的態度去擔任臨床教師，那麼心境上一定是抱怨、不平、無趣，跟馬大的心情一樣。相反地，如果我從「神的眼光」來看同樣一件事，我就會發現並不是每一位住院醫師，都已經具備自我學習的能力；現代的醫師要面對更複雜、更險峻的醫療環境，就連醫療資訊也是呈現爆炸性的增加。

在這樣情形下，資深醫師拉他們一把，提醒他們少犯一些不必要的錯誤，把一些行醫多年寶貴的經驗傳授給他們，就變成一件美好的事。

也就是說，事情並沒有少做，但是因為眼光改變了，就不會覺得勞苦愁煩、心裡忙亂了。同樣的道理，你的家裡發生了變故，如果你想要脫離勞苦愁煩、心裡忙亂的困境，那麼你也必須用神的眼光來看待所發生的事。

我要再強調一次：「神是鼓勵勞力、親手做正經事的人，當一個人付出努力、付上代價後，神就會將一些權柄賜給他。」

就像是我說的話，住院醫師們大多會認真聽，原因並不只是韋醫師比較兇、會罵人；更重要的是，我花了許多時間在他們身上，教他們許多東西，因此我講的話，他們才會聽。

住院醫師是這樣，病人與家屬又何嘗不是呢？不僅是在「挖大便」這件事上，任何大事小事，只要用「神的眼光」來看，過程會不一樣，態度會不一樣，結果也會不一樣。

（註）引自《聖經・路加福音》第十章

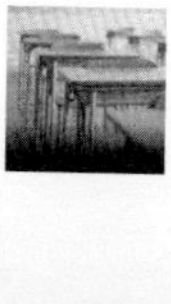

「我是為你好」？

人類的社會真是充滿罪惡。
明明是為自己好，
卻偏偏要冠冕堂皇地說：
「這一切都是為你好！」
結果卻是對兩人都不好。

前些日子7C病房收治了一位從台北某醫學中心轉來的病患T女士，年約六十幾歲。她罹患無法手術切除的胰臟癌，接受過幾種化學治療，病情持續惡化，最後被轉介到本院接受緩和醫療。

住院之後，我發現她的左側腹部，可以摸到一個直徑約七、八公分的腫塊；另外她也已經有惡性腸阻塞的現象，因此我為她放置鼻胃管做引流，也為她進行靜脈點滴輸液。

由於T女士有明顯的腹痛，因此負責照顧她的陳總醫師開立了弱效嗎啡類止痛製劑曲馬多（Trama l），每六小時注射二分之一劑（標準用量是每六小時注射一劑）。

隔天早上七點，我循往例先到護理站翻閱病歷，發現大夜班的護士在護理記錄上記載，T女士的丈夫當晚就拒絕護理人員為T女士常規施打曲馬多，原因是他認為T女士腹痛的主訴是不可信的，所以不可以常規給藥。

當天早上查房時，我主動問T女士：「肚子痛不痛？有幾分痛？」她回答說：「有五、六分痛！」於是我交代總醫師繼續執行曲馬多每六小時注射二分之一劑的醫囑，沒想到T女士的丈夫仍然有意見，他說：「我太太的頭腦不清楚，不能聽她的。我跟她已經結婚數十年，她有什麼問題，我難道還會不清楚嗎？」

我想：「他可能需要多一點的時間來了解癌症的疼痛控制，再看一、兩天吧！」於是我說：「好吧！既然你如此堅持，那就等你太太出現嚴重腹痛時，再請護理人員注射藥物吧！」

隨著時間的過去和病情的加重，T女士的丈夫逐漸放棄非理性的拒絕，因此我將藥物改成曲馬多每六小時注射一劑，另外再加上一片止痛貼片，這樣大概可以將T女士的疼痛控制在兩、三分。

二〇〇八年六月二十日早上查房時，T女士的丈夫再一次要求我減少止痛藥，我一開始聽了很火大，但隨即轉念一想，因為《聖經》裡說：「我親愛的弟兄們，這是你們所知道的，但你們各人要快快的聽，慢慢的說，慢慢的動怒。」（註1）

我決定先停下怒氣，聽聽他到底是在表達什麼？順便了解他三番兩次地干預醫師為她妻子進行疼痛控制，到底是在想什麼？

聽著聽著我明白了，於是我說：「我知道你很愛她，希望她活久一點。你認為止痛藥越用越多，就表示你妻子的病情越來越重，這不是你期望的，於是你千方百計地希望醫師能少打一點止痛藥，表示妻子的病情有進步，這才符合你的期待是嗎？」

T女士的丈夫沒有答話，於是我再說：「你的用心我可以理解，但是你也不能無限度地發揮呀！你知道嗎？你的期望、你的用心已經傷害到你的妻子，使她大部分的時間都處在疼痛的狀態；這種情形，除了造成她痛苦、緊張、焦慮、失望之外，實在是沒有其他好處，所以我希望你能節制、管理你的愛心。」

聽完我的話，T女士的丈夫依然堅持說：「我這樣做也是為她好！」讓我立刻想起前幾天和護理師黃小姐的一段對話。

我問她說：「如果你在上班時間受了氣，回家後又看到小孩不乖，結果就處罰他。這時妳兒子問妳為什麼打他，妳是不是會說：『我打你、教訓你，都是為你好！』」沒想到黃小姐回答說：「不是，我會跟我兒子講：『媽媽是心情不好，所以才打你出氣！』」我聽了，立刻回答說：「我雖然不能贊同你的行為，但對於你的誠實，我感到敬佩。」

查房接近尾聲時，護理長加入行列，於是我把早上和T先生的對話講一遍給她聽，我說：「真是奇怪，有很多事，大家其實都是為自己好，但說出口的卻是：『我是為你好！』真是令人不解也讓人生氣。」

林護理長聽完之後也說：「其實我也是這樣，上星期六我參加姪女在學校的畢業典禮，結果我同學的小孩得了鄉長獎，隔壁鄰居外籍新娘所生的小孩也得了獎，於是我當場就數落了姪女一頓，結尾也是說：『我唸你還不是為你好！』其實仔細想想，我是因為面子掛不住才唸她，其實是為我自己好，並不是真的為她好！」

聽完護理長的一番話，我更深地思考，我們當父母的，經常掛在嘴邊的一句話就是：「望子成龍、望女成鳳！」但這樣真的是為兒女好嗎？如果兒女的天性或本質並不是龍，也不是鳳，而是兔子、烏龜、麻雀，那為什麼要強迫他們變成龍、變成鳳呢？這樣做其實是為了滿足作父母的虛榮心，怎麼會是為兒女好呢？真是好虛偽！

六月二十三日是星期一的團契聚會，我跟契友們分享這個主題，臨床助理鄭小姐就說：「我媽媽也是這樣，從小為我們安排這個、規劃那個，都說是為我們好，但其實是因為她生了三個都是女兒，沒有男丁，怕被親戚朋友看輕，因此他期望我們三個女兒都要出人頭地，贏過那些有兒子的家庭！」

復健師楊小姐也說：「小時候我姊姊學騎腳踏車，不慎摔到大水溝，被鄰居撈上來之後，媽媽的第一個動作，竟然是賞我姊姊一巴掌。如果當時問她為什麼打我姊姊，我想她一定也會說：『我打她是為她好！』其實我媽媽應該還是為自己好，為了讓自己免於日後的擔心、害怕，當然也很可能是為了面子問題，怕別人認為這個做媽媽的沒有把小孩管好！但不管是怎樣，我想我姊姊心裡一定不那樣想、一定很受傷。」

唉！人類的社會真是充滿罪惡。明明是為自己好，卻偏偏要冠冕堂皇地說：「這一切都是為你好！」結果卻是對兩人都不好。

想到很多病人家屬，我真是想用《聖經》裡耶穌對門徒的教導：「你們的話，是，就說是；不是，就說不是；若再多說，就是出於那惡者。」（註2）很簡單、很清楚、很誠實，不是嗎？

（註1）引自《聖經．雅各書》第十章

（註2）引自《馬太福音》第五章

害死人的好心

我行醫將近二十年，
類似的個案屢見不鮮，
只不過換個人名或病名。
通往地獄的路，
通常是由許多善意鋪成的。

二〇〇六年四月十日下午門診的病人很多，最後是一位女病人，看起來有點面熟，她也朝我微笑了一下。我問她是什麼問題來看腫瘤科的門診，她看起來有些遲疑而沒回話。身邊的男士（可能是她丈夫）替她回答說：「她右側的乳房有腫塊，並且已經潰爛了。」我聽了嚇了一跳，連忙翻開病歷，才明白原來她是舊病人而不是新患者。舊病歷上面記載著：

邱女士，四十一歲，於二〇〇五年一月至外科門診就醫，當時的她在右側乳房及右側腋下各有一個五公分的腫塊。外科楊醫師幫他做了細針穿刺，結果證實是乳癌，而且是局部晚期的乳癌。楊醫師將邱女士轉介給我，希望能先做化學治療，等腫瘤縮小之後，再進行乳房切除手術。

我在當年的一月和二月，分別給她做了兩次化學治療，腫瘤有明顯縮小，可是不知為何緣故，邱女士消失了兩個月，到了五月再到腫瘤科就醫時，原先的乳癌又長回五公分了。

我又給她做了兩次化學治療，腫瘤好不容易又縮小了，於是我在六月將邱女士轉回給外科楊醫師，準備請他做乳房切除手術。不料，邱女士在看了一次外科門診之後，又跑掉了。直到隔年的今天才回來門診。

我看著一行一行的病歷記載，愈看愈生氣，責罵她為什麼沒有把握癌症還能治療的機會，好好接受治療，非得要等到整個乳房都變成硬塊，傷口開始潰爛流膿，甚至於已經轉移到身上其他器官後才回來就醫。我越說越大聲，邱女士則一個字也沒回答。旁邊的男士出來打圓場說：「是因為家中有生病的老母要照顧，所以沒空就醫。」後來他又說：「都怪我自己在外地上班，因此疏於提醒她就醫。」

我心想：「這些都是胡扯！如果真要照顧老母，反而更應該積極就醫，把病治好了，才更能照顧家人，留得青山在，不怕沒柴燒，不是嗎？」

數落了一頓之後，我還是開立了一張住院證，打算安排她隔天住院接受治療。次日下午，邱女士住進7C病房。我開完醫囑之後，吩咐臨床助理鄭小姐替她的傷口照相，另外也請她去了解邱女士屢次逃避治療的真正原因。

隔天早上查房前，鄭小姐說：「我昨天和邱女士談了一下，才知道真正的原因。其實很簡單，因為她聽一位好朋友說：『開刀不好，因為開刀會造成癌細胞擴散』，所以她就逃避開刀的治療方式。」

聽了這樣的回答，我不禁脫口說出：「真希望在末後審判時，神能重重地處罰這些自以為是好心，但到最後卻害死許多人的善心人士。」

我行醫將近二十年，類似的個案屢見不鮮，只不過換個人名或病名。雖然屢見不鮮，但每次發生這樣的事，都還是會讓我生氣。有人說：「通往地獄的路，通常是由許多善意鋪成的。」這句話真是一點也沒錯。

例如男人的第一根菸，通常都不是自己買的，而是別人奉上的，這些好心人士所持的理由通常是，「飯後一根菸，快活似神仙」或類似的話。其他的社會現象，例如吃檳榔、嗑搖頭丸、飆車、賭博等等，大概也都是如此。

寫到這裡，我不禁想起《聖經》裡耶穌所說的：「任憑他們吧！他們是瞎子領路的；若是瞎子領瞎子，兩個人都要掉在坑裡。」（註）

看著這些聖經中的教導，我真希望身邊的每個人，都能因著認識神而得著真正的智慧、聰明，不再被那些自以為是的好心人士所愚弄。

（註）引自《聖經．馬太福音》第十五章

最好的紀念方式

我在他病床邊，
邀請他所有的家人一起禱告。
希望王先生的追思禮拜，
能夠正確地詮釋「神愛世人」。
重點是前面的「神愛」，
而不是後面「世人」。

王先生，七十五歲，在二〇〇五年九月的就醫過程中，被發現有左上肺的腫瘤。由於年事已高，再加上身體狀況也不是很好，因此家人並未讓他接受積極的抗癌治療。

到了隔年十月，癌細胞轉移到腦部，使得他臥床不起，並且必須倚靠鼻胃管才能進食。十一月二十日，王先生出現意識昏迷的現象，家人將他送到本院的急診室，隨即被收治到神經內科的病房照顧。兩天後，家人透過會診，希望能轉到7C病房接受緩和醫療，於是我在二十二日接手治療他。

轉至7C病房後，我用了一些降腦壓的藥物。兩天後，王先生竟然恢復了意識，能開口說話，他太太和女兒們都很高興，不過我仍然提醒他們，王先生腦部轉移的腫瘤體積很大，而且不只一處，所以意識清楚的時間，恐怕不會維持太久。

王太太說：「其實我們並不怕死亡，因為我們全家除了大女兒之外，都是基督徒，我們相信全家人有一天都會在天家團聚。」

我說：「那很好呀！正如《聖經》裡所描述的：『我雖然行過死蔭的幽谷，也不怕遭害，因為你與我同在；你的杖，你的竿，都安慰我。在我敵人面前，你為我擺設筵席；你用油膏了我的頭，使我的福杯滿溢。』（註1）死亡是很強悍的敵人，然而基督徒卻可以靠著耶穌在十字架上的救贖，向強悍的敵人死亡擺設筵席，這是不認識天父的人所無法理解的。」

過了幾天，王先生的意識又變差了，呼吸也出現異常的聲音。王先生的小女兒在二十九日傍晚，來到智慧屋向我詢問她父親的狀況，我說：「妳父親的病已經很嚴重了，隨時都可能過世。你現在除了繼續照顧他之外，也可以開始想一想要如何為父親做追思禮拜。我個人有一個建議，在基督徒的追思禮拜中，千萬不要高舉人大過神。」

王小姐說：「我知道韋醫師在說什麼，我自己大約在六歲時就曾經問過一個問題，為什麼一個人死掉之後，就突然自動『升級』，立刻變成聖人、賢人，真是好奇怪、好荒謬。明明他在生前並沒有那麼好，為什麼一到了告別式場，大家無一例外地都會將死者說得像是聖賢豪傑再世，真是好奇怪！」

我回答說：「你還真特別，小小年紀就會思考這樣的問題，我自己是信了耶穌多年之後，才發現那樣的事很荒謬。」

王小姐接著說：「我爸爸當初只是為了想要娶我媽，才勉強到教堂受洗，婚後就不去聚會了，不管我媽如何苦口婆心地邀請、勸說，他一概拒絕。就這樣經過了數十年，一直到半年前，他罹患了末期肺癌，有一天他發生了急性肺炎合併高燒，強烈、不自主的冷顫把他嚇壞了，以為自己就要死了，才在我媽的勸說之下，第一次親口向天父祈求。在後來的半年中，他才開始學習如何唱詩歌、禱告，並參加聚會。」

我說：「這樣看來，王先生的軀體已經是七十多歲，但屬靈的生命卻只有六個月多一點，還算是嬰孩囉！」

王小姐說：「沒錯，所以我也希望在他的追思禮拜中，忠實地敘述他的生平就好了，不要歌功頌德。」

我說：「我的建議正是此意，在你眼中，他是父親，但在天父的眼中，他卻是堅持己意、硬著頸項、迷失多年、到生命的盡頭才回到正路的羊。我相信是天父花了許多心思，才將他挽回的，因此在追思禮拜中，應該要多說明神的恩典，而不是去強調一隻迷失的羊有多偉大。如果能這樣做，王先生的追思禮拜將可以成為傳揚神福音的場合。」

過了兩天，我遇到王先生的太太和其他幾位女兒，我再次說：「你們真的可以把握追思禮拜來傳福音，因為人的一生當中，結婚典禮是大多數親友會來參加的場合。但下一次所有親友會聚集的時刻，恐怕不是小孩滿月、升官發財、買新房子，而是在一個人的喪禮，所以我們要把握住機會，讓王先生這隻迷路了大半輩子的羊，能在追思禮拜的過程中，將神的作為、恩典表明出來，讓所有來參加的親友都能聽見天父神的奇妙作為，說不定也有人會願意走回正路，這就是紀念父親的最好方式。」

我也不禁想起，今年十月，本院舉辦安寧志工研習會，在結業典禮中，有一位男學員發表感言說：「有一次我和一位宗教團體的志工走進病房，看到一位老先生快要過世了，許多家人圍在病床邊。我不知道該用什麼話安慰家屬。只見志工一個箭步衝到家屬當中，拉著子女的手，跟他們說：『你們要跟父親說，他好偉大，一輩子都在為這個家打拚，替大家遮風避雨。』我看了好感動，非常佩服她。」

由於結業典禮的時間很有限，我沒有當場表達我的看法。但我很想問一件事：「你怎麼知道他是一位好父親、好丈夫呢？說不定他是年輕時拋妻棄子、生病臨終時才回來；說不定他是脾氣暴躁、經常打罵子女；說不定他正為了自己的第二度婚姻，和子女們在財產上發生爭執。這樣的人在7C病房不是常常看到嗎？一位安寧志工，可以不分青紅皂白地去說那些極端煽情的話嗎？」

明明不是聖賢，到了臨終，就自動「升級」，這合理嗎？有說服力嗎？這樣的場景和一般在辦喪事時，花錢請來的職業代哭者「孝女白琴」，身披麻衣、手拿特大聲的麥克風，哭著說：「我的阿爸，你不要走。你走了，要我如何活下去？」豈不一模一樣？

在神眼中，人又是什麼？《聖經》裡是這樣說的：「就如經上所記：沒有義人，連一個也沒有。沒有明白的；沒有尋求神的；都是偏離正路，一同變為無用。沒有行善的，連一個也沒有。他們的喉嚨是敞開的墳墓；他們用舌頭弄詭詐，嘴唇裡有虺蛇的毒氣，滿口是咒罵苦毒。」（註2）

如果大家拿這段記載，和目前台灣的政壇做對照，就可以發現，口口聲聲指責別人貪污的，自己往往也清廉不到哪裡去；斥責別人軟弱的，自己可能更鄉愿。在神眼中，這個世界上沒有任何一個義人，也就是沒有一個人能達到神所設立的標準。

但慈愛的天父深深知道，一個人就算用盡了一輩子的力氣，所作所為，所思所想，還是無法達神的標準，因此祂特地賜下一個救贖的管道，所以《聖經》裡說：「人稱義是因著信，不在乎遵行律法。」（註3）也就是說人的義，是來自於他的所信，而非他的所作，基督徒的喪禮不能與世間眾人那樣的媚俗。

十二月二日星期六，正好是我值班，接近中午時分，王先生就平靜地離世了。我在他病床邊，邀請他所有的家人一起禱告。我真希望王先生的追思禮拜，能夠正確地詮釋「神愛世人」這四個字，重點是前面的「神愛」，而不是後面「世人」。

（註1）引自《聖經．詩經》第二十三篇
（註2）引自《聖經．羅馬書》第三章
（註3）引自《聖經．羅馬書》第三章

人死如燈滅？

肉體的死亡並不能解決一切的問題。
與其把精力放在討論是否要安樂死，
倒不如認真去過每一個時刻，
以便在末後審判來臨時，
可以在神的面前交出漂亮的成績單。

康先生，七十四歲，於二〇〇六年九月二十六日因深度黃疸、無法進食而至本院急診室就醫，隨即被收治到7C病房。

康先生一生務農，身體一向硬朗，直到二〇〇六年二月因解黑便及上腹痛到某地區醫院就醫，經過胃鏡檢查後，醫生告訴他是潰瘍，開立了藥物，不過他症狀仍時好時壞。兩個月後，他又到另一家醫院就醫，經過胃鏡和腹部的電腦斷層檢查後，證實是末期胃癌合併肝臟及胰臟轉移，醫師為他做了全胃切除及部分胰臟切除。

在這段時間，他的體重快速減少了七公斤。五月到七月，家屬帶他到沙鹿的醫院就醫，醫師為他做了抗癌藥物治療，不過肝臟的腫瘤仍然持續惡化。八月到九月，他兒子在上海買了極昂貴的中藥給他服用，不過體重仍然降低六公斤，同時也出現了黃疸。

九月十六日，康先生想不開，在家中喝了除草劑自殺。家人發現後立刻將他送到台北榮總的急診室，經過急救，中毒的現象有所消退，但是電腦斷層檢查顯示肝臟腫瘤惡化，同時癌細胞也蔓延到腹腔內。兒子們再度買了昂貴的鉋元素來為他治病，才試了兩天，就因為他無法進食而作罷。最後家屬把他送到我這裡來，要求給他安寧照顧。

住院後，我看了他的病史，推測他來日無多。當我到床邊看他時，康先生第一句話就說：「我想要快點走，但是他們硬是要拖著我。」我看了他身旁的兒子，他兒子跟我眨眨眼，原來病人是指他先前喝農藥自殺的事。我沒有當場對康先生的要求做出評論或回答，只告訴他：「我們會盡力減少你肉體上的痛苦。」

隔天早上，有幾位正在實習的安寧志工陪同我查房。在看過康先生之後，我帶上門，就在7C的走廊上，我詢問志工們有關安樂死的看法，結果是每個人都同意。我也表明自己在特殊的狀態下，例如痛苦完全無法處理時，同意安樂死的看法。

可是當我查完下一床病人之後，似乎是神突然的提醒：「不可隨意回答這個問題，應該從『神的眼光』來看。」

沒錯，每個人都會死，但死亡真的可以解決所有問題嗎？以最近常出現在社會新聞版面的卡債族燒炭自殺為例，當父母自殺身亡後，討債公司還是會找上其子女要求還債不是嗎？再以二二八事件為例，經過了五十年，當初的加害人、被害人都死了，但每年一到二月底，仍會有許多帶著悲情的文字充斥在各處，可見事情並沒有結束呀！

難怪《聖經》裡耶穌會教導門徒說：「那殺身體、不能殺靈魂的，不要怕他們；惟有能把身體和靈魂都滅在地獄裡的，正要怕他。」(註)同樣的道裡，就算我們的肉體死了，我們每一個人都還是必須面對末後的審判。或許有人不喜歡死後有審判的觀念，覺得很可怕，因此提出『人死如燈滅』的想法。

但是這樣的想法通常只能說說而已，在自己沒有生病、沒受到冤屈、一切順利時可以隨口說說。當我們蒙受不白之冤、家人死於非命時，我們就不會這樣想了。所以我相信不會有人「白目」到去跟二二八事件的受難家屬說出「人死如燈滅」的話，否則一定會被海扁一頓。

同樣地，也沒有任何一位父母會用「人死如燈滅」的想法來教育子女，因為如果這樣想，最爽快的生活方式大概就是當個江洋大盜了，如果警察來圍捕，那麼就先用烏茲衝鋒槍幹掉幾名員警，等到情勢不利時，用最後一顆子彈自殺，反正人死如燈滅，那些先前被我殺害的人又能奈我何？

所以「人死如燈滅」這種似是而非的論點，只能隨口說說，絕無法用在日常生活的。肉體的死亡並不能解決一切的問題。與其把精力放在討論是否要安樂死，倒不如認真去過每一個時刻，以便在末後審判來臨時，可以在神的面前交出漂亮的成績單。

(註)引自《聖經・馬太福音》第三章

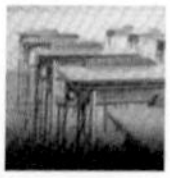

最後一個心願

為受苦的靈魂打開一扇希望之窗，
是一件不容易的事，
但也是一件具有永恆意義的事。
湯先生搭上了神所精心安排、
環環相扣的時間列車，
完成了他最後一個心願。

湯先生，一九六七年生，在二〇〇四年九月被診斷出罹患右側肺癌合併縱膈腔及頸部淋巴腺轉移，隨後便開始接受一連串的抗癌治療，包括三種以上的化學藥物以及局部的放射治療。

不幸的是癌細胞持續惡化，到了隔年七月病情加重，腫瘤壓迫到大血管造成上腔靜脈阻塞，導致頭、臉及上肢都異常腫脹，使得湯先生整日都活在痛苦當中。醫護人員給予安寧療護，並使用嗎啡來止痛並止喘，但對於湯先生所受的痛苦而言，仍只是杯水車薪。

在漫長的住院過程中，湯先生多次要求醫護人員給予安樂死，早點結束他的痛苦。一旁的醫護人員面對此種要求，只能消極的以法律不允許來逃避湯先生的要求。

日子一天天過去，醫護人員對湯先生也逐漸認識，原來他已結婚，但兒子出生不久便和妻子離婚了。在病重時前妻曾帶現在已經六歲的兒子來探望，雖然表面上帶來了一點親情的慰藉，但卻使湯先生感到萬分的愧疚，因為過去沒能親自撫養兒子，未來也沒有機會了。肉體的痛苦再加上心靈的絕望，難怪他會要求安樂死。

就在這種艱難的時刻，病房的志工劉媽媽和邱媽媽，開始每天探望湯先生，為他唱詩歌和禱告，告訴他「人的生命來自於神的創造，在地上渡過數十載的年歲之後，只要願意接受神的救贖，便能洗清身上的罪孽，而在肉體生命衰殘之後，靈魂能回到天上的家」。這樣的福音安慰了湯先生的心，於是他在七月底接受洗禮，正式成為基督徒。

八月三日中午，醫院舉辦每個月的全院病例討論會，這次是由眼科陳烜醫師主講角膜移植，提到國內眼角膜的來源愈來愈少，因此能受惠的人也不多。隔天查房時，我突然想到這一訊息，就問湯先生願不願意成為角膜捐贈者，結果他不僅立刻答應，而且還問能不能多捐出一些器官。

八月八日病房正式照會眼科，眼科醫師開立多項檢驗，以排除各種傳染病的可能。十二日中午，負責手術的陳烜醫師來到湯先生的床側，向他說明預定的步驟。十三日早上，湯先生已進入彌留的階段，家人都聚集在平安居。有些親戚開始反對角膜的捐贈，但湯先生的父親卻獨排眾議，願意成全兒子最後的心願。

當天傍晚，湯先生平安的離世，在志工劉媽媽做完臨終的祝福禱告之後，陳烜醫師在護理師陳敏芳的協助之下，順利地完成角膜的取得手術，最後湯先生看起來就像睡著了一樣，家人原先的疑慮也都消除了。到了十五日，湯先生原先有關的傳染病檢驗報告都出來了，全部都是陰性，也就是說他的角膜是健康的。

十六日上午，眼科馮介凡醫師將湯先生的第一個角膜，移植給一位六十歲的失明男性病患，他的角膜因為白內障手術而受損，已經等待移植超過兩年。當天下午，眼科陳烜醫師又將湯先生的第二個角膜，移植給一位六十八歲的女性失明病患，她的角膜因手術受損，已經等待移植超過一年半。兩位眼科醫師都表示移植的過程很順利，而且受贈者未來的預後也很樂觀。

為受苦的靈魂打開一扇希望之窗，是一件不容易的事，但也是一件具有永恆意義的事。湯先生在臨終前接受了福音，搭上了神所精心安排、環環相扣的時間列車，在家人和醫護人員的萬分感動中，完成了他最後一個心願。

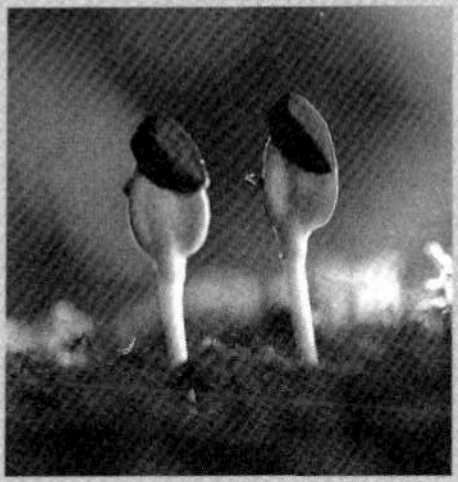

Part 2

當我們同在一起

「我賜給你們一條新命令，乃是叫你們彼此相愛；我怎樣愛你們，你們也要怎樣相愛。」

我原先完全不能明白癌末病人死亡前的拖磨、受苦，對病患和家屬們有何意義？但是現在我明白了。

這段死亡前的時光雖是受苦，但卻也是雙方能對對方，表達「愛」的重要時刻。當愛夠多時，雙方就能跨越死亡的分離。

愛就像是混凝土，可以填平每一次分離所形成的裂痕。越大的分離，就像是越大的裂縫，需要更多的混凝土才能填平。

困苦人的指望

我不禁要感謝神，
讓7C病房能擁有這樣的護理團隊，
能夠實踐聖經中的教導。
能夠適當地運用健保資源，
幫助那些困苦、窮乏的人。

二〇〇六年五月二十七日星期六早上，我仍循往例到病房查房。查到32B床，看到大夜班的溫姓護理師，正在用濕巾為一位傅姓病患擦拭雙手，我問溫小姐怎麼回事？她說：「他剛剛從口中吐出鮮血，把身上的衣服、雙手和床單都弄髒了，因此我用濕巾幫他擦乾淨。」

我問她為什麼正好有濕巾可以用？溫小姐伸出手向窗邊置物櫃上一指，說：「這些東西，包括尿布、營養補充品、衛生紙、濕巾等等，都是病房免費提供給他用的。」

傅先生，不到四十歲，看起來卻很蒼老。他是原住民，住在苗栗縣泰安鄉，幾年前曾經出過車禍，造成腦子受傷，因此失去了工作能力。家人說他常常一個人出去流浪，十天半個月不回家，最誇張的記錄是有一次流浪到花蓮，結果他竟然叫了一部計程車回泰安鄉，下了車之後沒說什麼，只留下兄弟姊妹焦急地為他張羅龐大的車資。

由於家中的兄弟姊妹陸續成家，因此也漸漸沒有時間照顧他。大約一個多月前，家人發現他右邊的脖子腫起來，因此把他帶到泰安鄉衛生所就醫。衛生所主任康醫師，原先是本院的外科醫師，因為要服公職，才回到泰安鄉衛生所。

康醫師看了傅先生右頸的腫塊之後，立刻打電話與我連絡，說他有一位族人，可能罹患了鼻咽癌，希望能轉診到我的門診就醫，我在電話中答應幫忙。過了一週，傅先生被家屬送到腫瘤科門診。我一看，不得了，傅先生右邊的脖子有一個直徑大於十公分的腫塊，我拿手電筒往他的口腔一看，發現右邊的扁桃腺部位有一個潰瘍性的腫瘤。我立刻找了一張不用再付病房費差額的健保床，安排他住院。

住院後，我照會耳鼻喉科的施醫師為他做腫瘤的切片，證實是扁桃腺癌。原先打算盡快幫他做腫瘤的放射性治療，無奈他的嘴巴裡面是一口大爛牙，因此我只好找牙科醫師，為他做分段式的拔牙，每一次拔四、五顆，中間相隔一、二週。就這樣，前後大約拖了三個星期，才開始做放射治療。

在這段時間，我用針劑的藥物來緩解他的疼痛，可是他的進食量卻越來越少。病房曾經提供他『亞培』罐裝營養品，可是他覺得味道不好，堅持只喝一點克寧奶粉。

有一天，照顧他的黃姓護理師跟我說：「傅先生的口腔裡面有幾隻白白、會蠕動的東西喔！」我聽了，也只能苦笑。由於他曾經發生車禍，傷到腦子，因此反應特別慢，

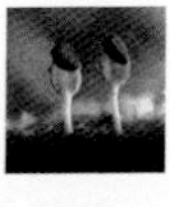

聽完別人的問話之後，大約都要經過四、五秒，才會回話，因此剛開始住院時，有些護士以為他不會說話，也有人以為他頭腦不清楚。過了好幾天，大家才知道他是反應慢，不是頭腦不清楚，也不是不會說話。

有一段時間，我每天查房時，都發現他套在床上的床罩脫落下來，擠在病床上成一團。幾天之後，我忍不住地問那幾天照顧她的葉姓護理師說：「傅先生是不是不喜歡睡床罩，每天都把它弄下來？」葉小姐不加思索地回答說：「對呀！他不喜歡睡床罩。」我聽了心想：「如果這是他個人的習慣，我也不便說什麼。」

沒想到過了幾天，就在7C病房定期舉辦的每月聚餐暨個案研討會前，葉小姐主動跟我說：「韋醫師，我要向你懺悔！」我說：「什麼事這麼嚴重？」她接著說：「你還記得上次你問我說，傅先生是不是不喜歡睡床罩，每天都把它弄下來？我說：『對呀！他不喜歡睡床罩』。」我說：「我記得呀。」

葉小姐又說：「自從我脫口說出那句話之後，心中就有一個聲音不斷地提醒我，要我把真相弄清楚。於是我特地找了一個時間去詢問他，結果傅先生說：『我喜歡睡床罩呀，只是手腳不靈活，床罩又滑滑地不易固定，才會擠成一團』！」

聽完葉小姐的一番話之後，我跟她說：「這就是神在向你說話，祂提醒你不要隨便忽略病人的問題，也不要隨便對待一個看來不起眼的病人。你願意照著去做，我相信神很喜悅，也會賜福於你的。」

隔了幾天，我又看到溫小姐認真地拿著濕巾替傅先生擦拭雙手時，我好感動，好想把它拍下來做為紀念！我在想，或許在其他病房或其他醫院，傅先生得不到這樣的照顧，但在7C病房，這個由神親手建立的病房，實現了神在《聖經》裡的應許：「窮乏人必不永久被忘；困苦人的指望必不永遠落空。」（註）

六月十日星期六早上，我仍循往例到病房查房。在病歷櫃前，習慣先看一下前一天病歷記錄，旁邊正好是大夜班的溫小姐，於是隨口問她說：「傅先生是什麼時候過世的，你還記得嗎？」她回答說：「應該是這星期一的凌晨。」

她接著說：「我對他有深刻的印象，因為他的名字是約瑟，弟弟是約翰，都是聖經中的人名。他大姊曾說，約瑟兩歲時，媽媽懷約翰時，爸爸不幸過世，媽媽就帶著小約瑟和腹中的約翰改嫁了。約翰出生後，爸爸這邊的親戚又認為他們兩個都是男孩，比較有價值，就把他們兩個要回去撫養。可是過沒多久，又發現要照顧兩個小孩很辛苦，再把兄弟兩人同時送到孤兒院。直到約瑟的哥哥姊姊都有了經濟能力，才把他們從孤兒院接回家，兩人都已經讀中學了。」

這樣的經歷，聽了實在讓人辛酸。溫小姐接著說：「我覺得傅先生雖然得了癌症很可憐，但是他最後這一段日子卻很有意義，因為在這段期間，大他很多歲的哥哥姊姊，還有姪子姪女都輪流從泰安鄉來照顧他，雖然對於疾病的助益不大，但卻適時地彌補了他在孤兒院中所失去的愛，我相信這段與癌症對抗的點點滴滴，可以成為修復他們過去關係的重要元素。」

我聽了深表同感。溫小姐又說：「還有一件神奇的事，傅先生自從那次吐血之後，他口腔中的惡臭竟然消失了，雖然腫瘤仍然存在；一直到他過世前，走近他身邊都沒有再聞到刺鼻的臭味。六月五日凌晨三點，我還去看過他，沒什麼異樣。到了凌晨五點，他弟弟發現他已經過世了。也就是說，傅先生應該是在睡夢當中，沒有痛苦地離世！」

寫到這裡，我不禁要感謝神，讓7C病房能擁有這樣的護理團隊，能夠實踐聖經中的教導。我也感謝神，讓我成為醫療團隊的一份子，能夠適當地運用健保資源，幫助那些困苦、窮乏的人。

雖然當時我手上沒有帶相機，但我要求我自己，要認真、仔細地將這個故事寫出來，作為紀念。我打算要在七月份病房的個案研討會中，討論傅先生的個案，同時也向護理團隊公布這篇文章，以嘉勉她們。

（註）引自《聖經・詩篇》第九篇

「愛」能跨越生離死別

這段死亡前的時光雖是受苦，
但卻也是雙方能對對方，
表達「愛」的重要時刻。
當愛夠多時，
雙方就能跨越死亡的分離。

二〇〇七年三月二十七日傍晚，有兩位護理師在病房的智慧屋寫護理紀錄，其中有一位是毛小姐。她前一陣子剛結婚，先生住在台南，也在台南工作，因此病房的同事都知道，她應該是很快就會離開新竹，轉到台南工作。

我在電腦前繕打出院病歷摘要，幾分鐘後毛小姐主動跟我說：「我前一陣子報名了台南某醫院的護理人員考試，雖然還沒考，也不知道會不會考上，但這件事卻讓我非常困擾，也讓我很焦慮，我一直在思考究竟要不要跟護理長及韋醫師提這件事，我煩惱到嚴重頭痛，還失眠。後來我跟神禱告，求祂幫助我，讓我有勇氣、有機會能跟護理長講，結果前幾天我終於鼓起勇氣、排除萬難跟護理長報備了。很神奇喔！講完之後，我的頭就不痛了。」

聽了她的分享，我說：「分離焦慮是每個人都會有的，但你身上特別明顯，這應該是有特別的原因，很可能跟孩童時期的經驗有關。」

毛小姐說：「韋醫師你這樣說恐怕是真的，我記得小時候在家裡，有時候我媽媽只是到外面曬衣服，我午睡醒來看不見她就會大哭。還有一次爸媽大吵一架，揚言要離婚，結果他們兩人都問我以後要跟誰？讓我完全不知所措，這件事一直讓我難以忘記。」

我說：「感謝神，祂要藉著你這次在職場上的分離，讓潛伏在你潛意識下面的問題浮現出來，然後祂要教導你用正確的方法來解決。人的一生當中，最大的分離，當然就是死亡。死亡所帶來的分離焦慮是最嚴重的，而唯一能幫助雙方跨越過此種焦慮的方法就是『愛』。」

我看毛小姐能聽得下去，就繼續舉例子說明：「幾年前美國發生九一一恐怖攻擊事件，在被挾持的客機中有許多電話打出來，其中一類是向有關當局通報當時飛機內的狀況，另一類則是打給親人的。後者的內容雖不盡相同，但多是向對方表達自己是如何地愛他們，有夫妻打給對方的，也有父母打給子女或子女打給父母的。雖然死亡的分離已經是迫在眉睫、不可避免，但人類的天性的確知道『愛』是跨越此種分離的唯一方法，因此他們照著去做了。」

「死亡是最終的分離，但是人的一生當中，其實也有許多大大小小的分離，例如求學離家、結婚離家、搬家、換工作、轉學等等，這些都是人與人關係的分離。我們應當學習在這些分離的過程中，把傷害減到最小，讓雙方都能得到力量、勇氣繼續往前走。這些過程就像是平常的小考，也像是投籃練習，我們唯有好好準備、常常練習，才可能在未來的大考（死亡的分離）中從容不迫、拿到好成績。」

「同樣的道理，『愛』也是幫助雙方跨越各種分離的唯一方法，如果你希望未來離開7C病房時，雙方都沒有遺憾，那麼你應該從今天開始，努力去營造彼此愛的關係。當愛越來越多、越來越穩固時，它就能勝過分離所帶來的焦慮和傷害！換句話說，愛就像是混凝土，可以填平每一次分離所形成的裂痕。越大的分離，就像是越大的裂縫，就需要更多的混凝土才能填平！」

聽完我的說明之後，毛小姐點頭表示了解，並表示她會努力去做。晚上回家後，我不住地感謝神，讓我能夠明白這個道理，為何《聖經》裡會說：「愛是永不止息」（Love never fail.）。

耶穌在被釘十字架死亡的前六天，《聖經》裡記載：「耶穌來到伯大尼，就是他叫拉撒路從死裡復活之處。有人在那裡給耶穌預備筵席；馬大伺候，拉撒路也在那同耶穌坐席的人中。馬利亞就拿著一斤極貴的真哪噠香膏，抹耶穌的腳，又用自己頭髮去擦，屋裡就滿了膏的香氣。……耶穌說：『她是為我安葬之日存留的』。」（註1）在死亡的分離來臨

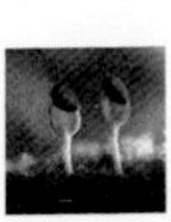

前，耶穌身邊的人。會感覺到，所以用這樣特殊的行為來表達她們對耶穌的愛。

同樣地，〈約翰福音〉第十三章也記載：「耶穌知道自己離世歸父的時候到了。他既然愛世間屬自己的人，就愛他們到底。耶穌就離席站起來，脫了衣服，拿一條手巾束腰，隨後把水倒在盆裡，就洗門徒的腳，並用自己所束的手巾擦乾。」(註2) 耶穌用水盆和毛巾來表達他對身邊人的愛。

最後，耶穌提綱挈領地跟門徒強調說：「我賜給你們一條新命令，乃是叫你們彼此相愛；我怎樣愛你們，你們也要怎樣相愛。」(註3)

雖然耶穌是永生神的兒子，但是他也具有完全的人性，因此死亡所帶來的分離，仍然是令人焦慮、不安的。而耶穌和他身邊的人，也是用「愛」來幫助彼此跨越分離。

三月三十日星期五醫務團契聚會時，我把這個道理講給同事聽，結果內科的臨床助理彭小姐回應說：「聽完韋醫師的說明，我終於知道如何看待住在呼吸照護病房的一位老先生了。老先生年紀很大了，因為呼吸衰竭，做了氣管切開術，無法脫離呼吸器，整天只能躺在病床上，完全沒有可能脫離呼吸器，日子過得蠻痛苦的。」

「他有四、五位子女，輪流排班來照顧老先生，完全不假手他人。我原先完全不能明白這樣的拖磨、受苦，對老先生和子女們有何意義？但是現在我明白了，這段死亡前的時光雖是受苦，但卻也是雙方能對對方，表達『愛』的重要時刻。當愛夠多時，雙方就能跨越死亡的分離。」

聽完彭小姐的回應，我交代說：「你可以將這樣的道理講給那位老先生和他的子女聽，如果他們問你為何會了解這樣的道理，你就回答說是聖經上的教導。」

三月三十一日星期六下午，我原來想要什麼事都不做，好好休息，不過內心當中卻有著強烈的感動，想要把這這事早一點寫出來，讓人們也可以藉著正確的方法，來處理各樣的分離，減少許多遺憾，因此一口氣就寫下了這篇文章。我希望藉著聖經中的真理，幫助大家處理「生離死別」這些不容易的功課。

（註1）引自《聖經・哥林多前書》第十三章

（註2）引自《聖經・約翰福音》第十二章

（註3）引自《聖經・約翰福音》第十三章

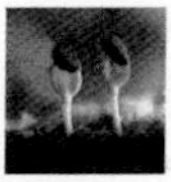

分擔的重擔

她們臉上沒有不悅或不耐煩的表情；
更重要的是，
她們不顧剛剛上完大夜班的疲累，
犧牲自己的下班休息時間，
替白班的同事做這件事。

二〇〇六年四月十九日早上，雖是週休二日的禮拜六，我仍循往例到病房查房看病人。由於這一陣子病人數目沒有太多，因此八點四十分就回到了7C的護理站，準備要處理病人更動的醫囑，並辦理病人的出院。

這時，我看到兩位大夜班的護士溫小姐及蘇小姐，併坐在護理站裡面的工作桌前，正要用針筒抽取止痛藥嗎啡，要給一位罹患末期子宮頸癌合併腰椎轉移造成非常嚴重疼痛的病人使用。

由於我開立的醫囑是二千毫克的嗎啡，加入一瓶五百公撮的點滴之中，用自動點滴幫浦每小時給予二十到二十五公撮，因此大約二十四小時就會用完而必須再度配藥。目前醫院所進用的嗎啡製劑是每支十毫克，也就是說必須要用到二百支的藥，才能湊足二千毫克。

這時只見她們兩位護理師，將二百隻嗎啡的小藥瓶，擺滿她們面前的桌面，然後用熟練的動作抽吸那一支支的小藥瓶。

我看了好感動，因為她們臉上沒有不悅或不耐煩的表情；更重要的是，她們不顧剛剛上完大夜班的疲累，犧牲自己的下班休息時間，替白班的同事做這件事，我真是好感動。

我和她們兩位說：「你們的行為讓我想起了一首詩歌的歌詞：『分享的快樂特別地多，分擔的重擔特別地輕。』也想到《聖經》裡保羅提醒眾人說：『你們個人的重擔要互相擔當，如此，就完全了基督的律法』。」（註）

我還跟她們說：「我一定要把這件事寫出來，做為紀念！」她們兩位聽了我的話，不好意思地笑了一下。

我想，如果職場上的同事都能這樣做，那麼上班就不會是一件很痛苦的事了。

（註）引自《聖經．加拉太書》第六章

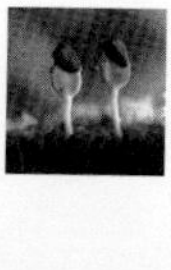

全天候的保護者

人是神創造的，
只有神能滿足人最深層的需求，
希望在其他人身上找答案，
結果一定是兩敗俱傷：
提出要求的人會失望，
被要求的人會生氣。

二〇〇六年十二月中旬，7C病房住進了一位特別的女病人。之所以特別，並非她有錢或有勢，而是因為她是病房護理師黃小姐的大姊。

她年約四十，原先是在澳洲留學，這一年年初回台探親時，出現體重減輕和解血便的症狀，被某位開業醫診斷是直腸癌，隨後被轉診到本院，成為我的病人。經過一連串的檢查化驗，我診斷她是罹患第二至三期直腸癌。

我和大腸直腸外科的侯醫師作了商量，決定先做放射治療和化學治療，等腫瘤縮小之後，再安排手術。

經過了三個月的放射治療和化學治療後，她的腫瘤已縮小了許多，因此侯醫師在四月為她又作了直腸腫瘤切除及大腸造瘻。本來是要待傷口恢復之後，我繼續為她作輔助性的化學治療。

沒想到二、三個月之後，她竟然就出現多處肝臟轉移性病灶，隨後我更動了幾次化學治療處方，不過她的病情仍一路惡化，最後因為吃不下東西和腹脹而住進病房。

住進7C病房後，我聽到黃護理師說：「大姊一直對家人不諒解，她覺得家人不夠關心她，沒有人全天候守著她、照顧她，特別是我媽。大姊還因此跟她的朋友投訴呢！不曉得內情的人，還真以為她的家人都不關心她，但事情的真相是幾個兄弟姊妹都長大並成家了，雖然關心她，但無法整天守著她。」

「至於我媽，跟她住在一起，怎麼會不照顧她呢？我媽聽別人說要給她吃有機蔬菜才會改善病情，於是她花時間到菜園要種菜給她吃，結果被我大姊認為沒有整天守著她，所以不夠關心她！真是冤枉呀。」

黃護理師接著說：「為了照顧大姊，我們還請了一位外籍看護工來幫忙，怎麼會不關心她呢？她就住在家裡，有我爸、我媽和外勞照顧，不愁衣食，再差也不會差到哪裡去吧！但是她就是希望有人能一整天二十四小時都陪在她身邊，守著她、看著她、呵護她、寵愛她。如果以這樣的標準，一位專屬的看護也不可能達到，因為看護也要睡覺呀！哎，總之我大姊就是對家人的照顧都不滿意就對了。」

聽了這樣的故事，我不禁想有誰能滿足黃小姐的需求呢？想了半天，結果答案只有一個，那就是天父神！因為《聖經》裡說：

「我要向山舉目；我的幫助從何而來？我的幫助從造天地的耶和華而來。」
「保護以色列的，也不打盹也不睡覺。」
「耶和華要保護你，從今時直到永遠。」（註）

人是神創造的，因此也只有神能滿足人最深層的需求，如果不知道這點，而希望在其他人身上找答案，結果一定是兩敗俱傷。提出要求的人會失望，被要求的人會無奈，因為任何人都做不到呀！

能「保護她不打盹」，還要「從今時直到永遠」的，只有神能做得到。

（註）引自《聖經．詩篇》第一百二十一篇

死亡「沖」得淡嗎？

很多人認為死亡太可怕了，
味道太強烈了，
因此要用一些歡樂的活動來沖淡它。
難怪台北許多安寧病房常常舉辦活動，
例如歌手演唱會、偶像握手會等。
但這樣做有用嗎？

二〇〇八年十月三十一日接近中午時，我在7C病房的得勝廳，向院長、副院長、企劃室主任、資訊室主任和幾位企劃室的幕僚人員，做國家品質獎最佳實務的模擬簡報，目的是為了五天後國品獎委員的實地訪查。

雖然醫院先前多次在週六早上召開因應國品獎的會議，但我因為要照顧病房眾多的病人、無法分身而選擇缺席。不過我仍然打算盡醫院一份子的責任，要把病房推動了兩年多「癌症病患醫院外延伸照護計畫」的內容與成果向來賓做報告，因此我向新竹市風愛社商借了一部高檔投影機和相關的電腦設備，另外也拜託輔導員彭月枝的先生周信得幫忙架設音響設備，希望能表現出最佳的效果。

我花了不少時間，把彭月枝所準備的簡報內容做了充分的了解，也把《那一天我們去看你》部落格相關的文章做連結。我還選了幾個自己覺得很感動的故事。

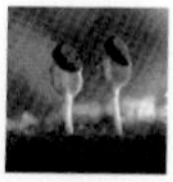

第一個故事是罹患末期肝癌合併脊椎轉移造成下半身癱瘓的中年原住民阿富，他因喜歡酗酒、常常對親人家暴，使得妻子帶著女兒跟他離婚，兒子也因為行為偏差而接受基督教社服機構的保護管束。在住院的過程中，神透過一連串奇妙的安排，先是安寧志工把基督福音傳給他，並且為他在病榻上舉行基督徒的洗禮，阿富開始對以前的荒唐行為感到後悔。

後來他離婚的前妻願意來探望並原諒他，女兒也先後寄來六封信，表達以前爸爸縱然有做得不好的地方，她仍然愛他、感謝他；兒子更是多次從台南來探望他，為他禱告、鼓勵他，還抱著吉他為他唱詩歌，最後阿富在兒子生日當天過世。在簡單的追思禮拜中，兒子再次彈奏吉他，唱著詩歌表達對父親的懷念。

第二個故事是原先就智能不足，又罹患腦癌的十二歲孩童葦葦，病危時媽媽想要帶他回家，但是家中的長輩卻反對，認為年紀輕輕就早夭，會將厄運帶回家，於是媽媽只好跟他說要把他送到殯儀館，結果葦葦用盡全身的力氣哭喊著：「不要、不要」，媽媽只好不顧長輩的反對把他送回家。

不料葦葦回家後並未立刻過世，反而因為躺太久沒翻身而引發褥瘡，還好輔導員介入，把他送回醫院；在最後的一段時間，輔導員和志工做了一件事，用色紙描繪媽媽的手和葦葦的手，用剪刀剪下來，然後把小手疊在大手上面，貼在一張圖畫紙上，旁邊劃上兩個心型圖案，寫上媽媽的手、葦葦的手，代表母子間愛的交流，這樣一件事帶給媽媽和葦葦極大的安慰，也讓葦葦最後是在眾人愛的環抱下離世。

另外我還提到了幾個我認為很感人的故事，沒想到報告完之後，院長很不滿意，說這裡不好、那裡不好，我一聽就開始生氣了，他還說為什麼簡報不秀出以前在7C病房所舉辦的一些活動，例如癌末病人辦婚禮、骨癌孩童辦生日餐會的照片。

我聽完後立刻回說：「那些東西很膚淺，你知道嗎？」隨後我跟院長當場就吵了起來，你一言我一語，場面頓時尷尬得不得了，旁邊的人都愣住了，經過一段令人窒息的沈默之後，副院長出來打圓場，才結束一場紛爭。

部屬和長官意見不合、發生爭吵，當然是一件大事，也引發了許多後續的效應，不過那並不是這篇文章的重點。

事後我冷靜下來，思考衝突的原因，其實答案很簡單，那就是我自認為自己簡報的內容是很好的，也就是我論斷自己是好的，聽到別人說不好，我就生氣了；當然我也論斷院長的意見是不好的，才立刻用強烈的字眼回應。

回想起來，這整件事正如《聖經》裡耶穌提醒門徒的：「你們不要論斷人，免得你們被論斷。因為你們怎樣論斷人，也必怎樣被論斷；你們用甚麼量器量給人，也必用甚麼量器量給你們。」（註1）

如果事情重新再來一次，我想我會用平和的態度來表達我的看法。事後我也跟神禱告，如果有適當的時機，我要向院長就我不當的態度道歉。

檢討到這裡，也算是告一段落，不過我仍然想不透，為什麼院長會喜歡那樣的活動？

過了幾天，神終於給了我靈感，讓我明白隱藏在衝突事件中的問題，原來大家是用不同的方式來面對死亡。我的方式是正面面對，不留一絲可以僥倖逃脫的心態，努力地試圖解決死亡所帶來的問題。

但院長則是和大多數的家屬一樣，認為死亡太可怕了、味道太強烈了，因此要用一些歡樂的活動來沖淡它、使它模糊一點。難怪台北許多安寧病房常常舉辦活動，例如歌手的演唱會、偶像的握手會、結婚典禮、生日派對、生前告別式等，目的大概就是如此。

隔了幾天在查房時，我跟護理長、臨床助理鄭小姐、輔導員彭小姐談到這樣的主題，大家討論了一番，發現還有許多類似的行為，例如民間喪禮的各樣習俗，如摺紙蓮花、請師公做法事、燒各樣紙做的東西、在長輩死亡的百日內舉辦婚禮沖喜、花許多錢舉辦隆重的喪禮、用粉紅色調為年輕女孩舉辦夢幻般的告別式、醫師在面對癌末病患時不斷地提供一絲希望，提供各種最新的療法與藥物等。

這些行為的背後都有相同的心裡機轉，那就是想要模糊、沖淡死亡的味道，或是假裝死亡沒有那麼可怕。

唉！中國人以前視死亡為絕對的禁忌，車牌號碼不可以有四、門牌號碼跳過四、路上遇到喪家的隊伍是不吉利的等等。現在雖然大家的知識水平提升了，理智上知道死亡是無法避免的，但是心態上、情感上卻仍舊是選擇用逃避、模糊、淡化、假裝的方式來面對，這樣的方式正如《聖經》裡所描述的：「必像飢餓的人夢中吃飯，醒了仍覺腹空；或像口渴的人夢中喝水，醒了仍覺發昏，心裡想喝。」（註2）

也就是說，很多安寧病房在辦活動的當下，令人不悅的死亡氣息的確是被沖淡了，甚至於是消失了，但是活動一結束，死亡仍舊是聳立在面前。死亡不會因用逃避的方式面對，就會遲來或不來。

想要突破死亡，唯有倚靠能創造生命的神，因為《聖經》裡已說過：「神要擦去他們一切的眼淚；不再有死亡，也不再有悲哀、哭號、疼痛，因為以前的事都過去了。」（註3）

（註1）引自《聖經・馬太福音》第七章
（註2）引自《聖經・以賽亞書》第二十九章
（註3）引自《聖經・啟示錄》第二十一章

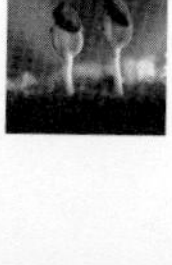

有趣的數字

一個零前面加上一就是十，
五個零前面加上一個一就是十萬，
依此類推，越大越多的苦難，
可以在神裡面找到越大越多的祝福。

醫務團契成員李小姐的家裡發生變故，她先生騎單車時，在一處斜坡滑倒，造成右側肩膀脫位以及多處的骨折，雖然沒有生命危險，但是生活的功能完全喪失，不僅無法上班，連日常生活自我的照顧也做不到，醫生研判復原的時間至少需要六週。

李小姐家中還有兩個活潑好動的小男孩，剎那間所有的重擔都落在她身上，而她又不會開車，問題真是一個頭兩個大。當我從臨床助理鄭小姐的口中得知這樣的訊息時，只用「人」的想法去看，不外乎是：「怎麼會發生這麼倒楣的事呢？」

不過我隨即提醒自己，先不要論斷這樣的事情，就一定是不好的，我們還是要進行「修理、看守、管理」的職責，於是在一次聚會中，我說：「《聖經》裡說：『我的弟兄們，你們落在百般試煉中，都要以為大喜樂；因為知道你們的信心經過試驗，就生忍耐。但忍耐也當成功，使你們成全、完備，毫無缺欠。』（註1）如果先不要急著論斷這樣的事情是不好的，就會發現還有許多可以努力的地方，比如說先前你先生對於你的信仰抱持著懷疑、嘲笑的態度，現在他肉體上遭遇極大的難題，或許就能接受你為他禱告。」

李小姐點了點頭，我繼續說道：「發生變故，對孩子們也不一定就不好，他們可能變得更懂事，而不是整天只想玩。對於你，也不一定是不好的，你可能因為壓力大過你的能力所能負擔的，所以必須更加學習倚靠神的力量，而不是凡事靠自己，你就更有機會經歷到神的大能與祂的慈愛。」

聽過我的說明，李小姐表示會努力去做。時間很快過去了一個多月，十二月五日團契聚會時，我請她分享現況。她說：「上星期六我陪我先生回來給骨科醫師複診，當天遇到醫院的電腦大當機，門診一團亂，等了好久，總算照了骨頭的X光片，結果蔡醫師判斷骨頭癒合不良，必須再開一次刀。天呀！怎麼會這樣，沒辦法，還是辦了住院手續，等到蔡醫師下診，手術室空出來，都已經是晚上了。動完手術之後，已經是接近午夜了。」

李小姐接著又說：「隔天星期天，辦了出院手續，匆匆地回家了。由於我不會開車，先前孩子們的上學，是付費委託我們家樓下車行的一位司機代勞，沒想到他接了其他業務，就不願意再替我接送孩子上下學。先生的手術雖然動了，也不知道是不是就會癒合。」

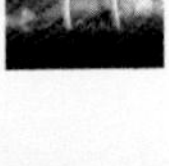

聽完李小姐的陳述，我雖然寄予同情，但仍決定將屬靈的真理告訴她，我說：「生命中的苦難就像是數字當中的零，許多的苦難就像是一串排在一起的零，再多的零排在一起，加起來還是零，因為在一般人的眼中，苦難是沒有答案的、是無解的，有人將它歸諸於上一輩子所欠的債，有人認為一切都是空的，因此連苦難也是空虛不存在的，不管怎麼想，答案都不會令人滿意。」

「可是在神的眼中，苦難卻是有答案的！聖經有許多處提到『患難』一詞，例如《聖經》〈羅馬書〉說：『不但如此，就是在患難中也是歡歡喜喜的；因為知道患難生忍耐，忍耐生老練，老練生盼望。』（註2）在〈歌林多後書〉也說：『我們在一切患難中，他就安慰我們，叫我們能用神所賜的安慰去安慰那遭各樣患難的人。』（註3）可見在神眼中，苦難是有意義、有答案的，只要你向神尋求，祂就會告訴你答案。因為耶穌在〈馬太福音〉說：『你們祈求，就給你們；尋找，就尋見；叩門，就給你們開門』。」（註4）

「有人將這樣追求答案的過程，比喻成是在許多的零（苦難）前面加上一個一，一個零前面加上一就是十，五個零前面加上一個一就是十萬，依此類推，越大越多的苦難，可以在神裡面找到越大越多的答案與祝福。就舉最近假釋出獄的清大溶屍案主角洪小姐為例，她一生當中最寶貴的年輕歲月，竟是在監牢中度過，這樣的苦難真是大，不過她卻在這段日子認識了神、接受耶穌的救贖、更加認識自己，以致於她可以用全新的眼光來看待她的過去，她對生命的體認，也一定更深於沒有經歷過這種苦難的人，她為自己苦難的前面加上了一個一，這個一就是神自己！你也可以一樣，努力去找到神所給的一（答案）。」

聽完我口吻嚴厲的說明，李小姐覺得很委屈地回應說：「我沒有論斷這件事呀，我也有努力去管理、去做呀！」我接著說：「我相信你的確沒有論斷這件事，但是管理的方法也必須是照著聖經的教導。」

一週後星期五中午的團契聚會時，我再度請李小姐分享現況，她說：「上星期聚會中被韋醫師數落了一頓，心裡很不爽，回家後一肚子氣，於是我跟神發飆，質問神：『為什麼這些重擔要落在我頭上，為什麼做了這麼多，還會被韋醫師唸？我已經如此努力了，還能怎樣呢？』我跟神生了一整天的氣！」

我好奇地問說：「然後呢？」李小姐繼續說：「後來我好像聽到了一個聲音說：『要禱告！』」我繼續問：「然後呢？」李小姐說：「那時候我正忙著煮晚餐，先生和孩子們都肚子餓了等在餐桌旁，既然神說要禱告，於是我跟他們說：『飯菜再過幾分鐘就好了，等一下我們一起禱告後，再一起開動。』我開口禱告，感謝耶穌賜下豐盛、衛生的飲食，也求神醫治丈夫的骨折，也保守我的家人。然後我跟大兒子說：『以後每次吃晚餐前，大家輪流禱告，好不好？』我兒子一口就答應了，我先生也沒有拒絕。」

李小姐接著說：「星期天晚餐時，我很擔心兒子隔天早上會賴床，於是特別為他禱告，沒想到隔天早上七點整，一向會賴床的他，竟然自己起床了，真是太神奇了，我跟先生都覺得不可思議，我想我們全家會繼續晚餐前的禱告活動！」

聽完李小姐的見證，我真是太高興了，我說：「你是一個聰明的人，懂得在許多的零前面加上一個一。以前你先生可能不太認同你的信仰，可是發生了這樣的事，你所付出的辛勞，他都看在眼裡，自然就不好意思拒絕你的提議，於是他親自經歷到神垂聽禱告、也開始懂得感恩，這真是太棒了，你們家屬靈祭壇的火，就這樣被點燃了。這是一個很好的開始，你也要多多研讀聖經，就會更知道如何為所愛的家人禱告！」

當天我們只有四個人聚會，內科臨床助理彭小姐和婦產科李醫師，也都認為這是一個令人興奮的見證。

親愛的讀者，請你記得，如果你有苦難，一定要找到神，請祂在你的苦難前面加上個「一」。

（註1）引自《聖經．雅各書》第一章
（註2）引自《聖經．羅馬書》第五章
（註3）引自《聖經．哥林多後書》第一章
（註4）引自《馬太福音》第七章

愛是永不止息

我們還不能完全明白，
這次意外事件背後的意義。
但大家所付出的努力、關心及疼愛，
不管是有形還是無形的，
都讓我們在悲傷的情緒中感到一股暖流，
也支持我們向前走。

二〇〇九年四月七日星期二凌晨剛過十二點，護理師鈺翎沒有來上大夜班，小夜班的同仁開始打電話找人，不過音訊全無，一股不祥的預感在我們心中湧起。

凌晨一點半左右，我們找到她了，是被救護車送到本院的急診室。在慌亂的情形下，我們知道她出了嚴重的車禍，經過全身電腦斷層的檢查，發現她腦部和腹部都受到重創，意識喪失並且血壓降低，醫師決定立刻開刀，先處理腹腔出血的情形。

凌晨六點手術結束，我們將她送到外科加護病房。當天下午有外院支援的醫師，幫她做了血管攝影，並且止住臉部的出血。

星期三一整天，我們的心都懸在半空中，因為不時都有一些狀況不好的訊息傳來。我們知道鈺翎的媽媽，已簽署了器官捐贈的同意書，我們的心情很複雜。

星期四傳來器官捐贈小組開始做腦死的判定，我們開始為她準備要穿的衣服，也決

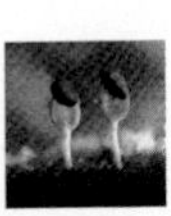

定最後要把她帶回7C的平安居做停留。當天傍晚下班時，我們彼此約定，一旦得知她器官捐贈手術結束的時間，要通知其他人，我們要一起到開刀房，把她接回平安居。

星期五凌晨六點，意料中的訊息傳來，大家很快聚集到開刀房，我們把她帶回平安居，為她做了禱告，我們流了淚，也哭出聲，然後很仔細、很輕柔地為她做身體的護理，替她換上一套平常喜歡穿的衣物。

我們很認真地看著她，覺得她的胸部好像有起伏，好像她隨時可能醒過來，彷彿這一切都不是真的；接近中午，我們陪著鈺翎的家人，把她送到太平間。前後不到四天，鈺翎結束了她二十五歲的生命。

我們的悲傷還沒有平復，但我們決定要把這幾天我們所看到、所聽到，讓我們感動的人、事、物，代替鈺翎表達出來。

感謝出事當天值班的春霞護理長，第一時間讓我們知道她的下落，並且向院內相關單位通報。感謝急診室的林主任及同仁盡全力穩定她的生命跡象。

感謝外科鄭重主任第一時間為她做了腦部受傷程度的評估。感謝外科的黃俊雄醫師、陳冠賓醫師、黃章倫醫師，麻醉科醫師以及開刀房的護理同仁把她腹部的出血止住了。

感謝「急性悲傷輔導計畫」的輔導員彭月枝，在早上七點多就來到加護病房，接替我們陪伴鈺翎的父母親。感謝護理科溫主任和謝督導一大早就來探視她。

感謝加護病房的多位志工安慰、支持並陪伴陸續趕來探望的家人。

感謝院長召開聯合醫療小組來搶救她。感謝院外支援的醫師把她臉部的出血止住了。感謝外科加護病房的醫護人員為她輸了超過一萬CC的血液製品。

感謝外科加護病房護理同仁的包容，讓我們常常在ＩＣＵ會客以外的時間去看她，雖然我們知道幫不上忙，也知道這樣會干擾護理人員的作業，可是我們就是忍不住地想要多看看她。感謝瓊方護理長為鈺翎準備衣服。

感謝外科加護病房護理同仁為鈺翎製作了加油海報，讓所有關心她的人可以在上面表達祝福。

感謝器官捐贈小組的同仁幫助她的家人將小愛化做大愛，同意做器官的捐贈。

感謝為她進行捐贈手術的醫護人員，盡力維持她身軀的完整及原先姣好的容貌。

感謝社服室的秀英陪我們將鈺翎送回平安居。

感謝教會的志工們為她獻唱充滿平安的詩歌。

感謝企劃室的淑麗在鈺翎被送到太平間之後，協助她的父母完成相關的行政程序。

感謝這幾天陸陸續續去加護病房探視鈺翎、表達關心的院內同仁，我們沒有辦法記得你們每一位的姓名；我們也感謝這幾天，不管是在內心中，還是在談話中，詢問、關

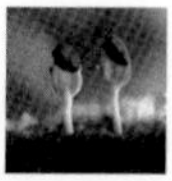

心鈺翎病況的同仁。

很抱歉，我們的腦袋有限，一定還有一些值得感謝的同仁，沒有被我們提及，願無所不知的神紀念每一位曾經關心過鈺翎的同仁。

我們還不能完全明白，這次意外事件背後的意義，但大家所付出的努力、關心及疼愛，不管是有形還是無形的，都讓我們在悲傷的情緒中感到一股暖流，也支持我們向前走。

聖經說：「愛是永不止息（Love never fails）」（註），愛也是跨越悲傷的最大力量。我們相信，這封公開信的內容，就是鈺翎最後想要對大家說的話。

鈺翎，請你安息主懷吧！

（謹以本文特別紀念於二〇〇九年四月發生致命車禍，並捐出多樣器官的7C團隊成員邱鈺翎小姐。）

（註）引自《聖經．哥林多前書》第十三章

阿長，請你不要走

面對生離死別，
大多數人會選擇用逃避的方法，
或是盡全力阻止它發生的方式來面對，
不過我想正確的方法，
還是用愛來跨越它。

接連而來的兩次醫院評鑑，弄得大家人仰馬翻，先是連續兩天的區域醫院及教學醫院評鑑，7C病房全體人員整天繃緊神經，隨時等著偉大的評鑑委員大駕光臨。不僅如此，醫院高層事先還多次叮嚀，不管評鑑委員說什麼，大家都一定要點頭稱是，絕對不能提出異議。這對於有話直說的我而言，真是痛苦。

舉個例子來說，7C病房可以收治不同期別的癌症病患，而沒有將癌症病人強制區分為需要抗癌治療的腫瘤科病人，或是需要緩和醫療的安寧病房病人，醫護人員只要改變自己的腦袋，就可以用不同的方式照顧不同期別的癌症病患，這樣不是相當符合人性的需求嗎？

可是當評鑑來臨時，醫院高層卻交代我，如果評鑑委員問我們為何沒有申請設立所謂的「安寧病房」時，一定要說是：「因為空間不足，而不是我們不申請。」

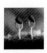

這真是違心之論，真正的答案是我認為7C病房提供的癌症照護，符合全人、全家、全隊、全程的原則，是相當理想的模式，因此沒有必要去另外申請安寧病房的認證。可是這樣的實話卻被規定不能說出來，真是令人「鬱卒！」

評鑑的第一天，有一位外科系的委員，問起我們都是用什麼途徑來進行病患的化學治療。

我跟他報告說：「我們醫院大多使用由資深護理人員，為癌症病患植入中心靜脈導管，累計的個案已經超過了一千例。」

委員口氣很高傲地說：「這種導管當初是我所引進的，有很多缺點，我們現在已經不用了。」

我原來想要遵照醫院高層的交代，不要提出跟評鑑委員相左的看法，可是實在是按耐不住，於是我說：「不管委員對7C的看法如何，我個人仍然覺得病房的林護理長和她所領導的護理團隊，執行的中心靜脈導管很有效率，對癌症病患也很有幫助的。」

好不容易連續兩天的評鑑結束了，全院上下都鬆了一口氣，大家休假的休假，參加員工旅遊活動的高高興興地出發，可是我和7C的同仁卻必須繼續備戰，因為沒多久還有一場癌症專科醫院的評鑑。

這是一場硬仗，因為評鑑的條文只有三十條，不像六月底的醫院評鑑，有四、五百條評鑑要點，因此沒有什麼可以打混摸魚的空間。況且評鑑委員都是癌症領域的專家，大家開門見山，有做沒做一翻兩瞪眼，因此壓力特別大。

評鑑前幾天，7C林護理長和幾位資深的護理師幾乎天天加班，資料的準備一改再改，甚至到晚上十一點才回家。

評鑑前，我多次提醒同仁，評鑑當天一定要把握「實話實說」的原則，有做就說有做，沒做就說沒有，千萬不要硬拗。

果不其然，評鑑當天，委員問得相當細，例如管理組的委員問我：「你們醫院在去年底才開會說要做某件事，怎麼報告中會有去年年初的資料呢？」

我據實以告地說：「我們的資料是回溯性的，並非是如評鑑所要求的前瞻性計畫。」

護理組的委員看得更細，我在一旁觀戰，有委員提到有關癌症病患衛教資料的事，我見機不可失，立刻插嘴說：「我們護理同仁對病患的衛教做得很好，不僅口頭說明、用手冊指導，還將幾個重要主題做成動畫，或是真人實況演出的DVD，透過掌上型的播放器，可以讓病人和家屬印象深刻，她們真的做得很好。」

神經繃緊了一整天，總算是結束了，委員相當認同全院癌症團隊的努力，大家鬆了一口氣。

二〇〇九年七月十七日的內科晨會時，我的手機響了，是護理科溫主任打來的，要我去護理科找她。我查過病房之後，立刻去見溫主任。

一見面，她就告訴我說：「評鑑雖然剛結束，但是我做了一個決定，要調動7C病房的護理長，原因是……為了避免困擾，因此先跟韋主任你說一聲！」

雖然我心裡想：「這個人事異動的時機不太恰當吧？大家那麼認真，幾乎是拚了命地準備，而且委員也覺得我們做得不錯，而您竟然隔天就要進行人事異動？」不過我沒說什麼，打算尊重行政倫理。

回到病房後，林護理長機警地問我說：「我們主任跟你說什麼？」我想了一下，還是據實以告。

林護理長聽了後就說：「其實我已經有心理準備了，因為先前已經有許多人事調動的傳聞了，而且等一下溫主任就要召見我了。」

過了半個鐘頭，林護理長回到護理站，我關切地問：「主任怎麼說？」

她說：「她要我和6C病房的護理長對調職位，八月一日生效。」

我說：「主任有說什麼理由嗎？」她說：「沒有辦法講得很清楚，不過我覺得有些她對我的認知是錯誤的，這讓我很不舒服。」

我聽了後便說：「還好我們已經學習過聖經中有關不要論斷的真理，當別人批評我們時，我們一定要跟自己說：『我一定沒有你說的那麼糟糕，但是我一定也有可以進步的空間。』當別人誤解我們時，我們一定要學習就事論事，如果做錯了就立刻悔改，如果我們沒做而是被誤會，那麼責任就不在我們身上，我們可以期待神會為我們申冤，就算神沒有在我們還活著的時候這樣做，我們仍然可以期待在末後審判時，所有的事物都會有是非曲直的判定。」

我繼續說：「我個人很捨不得你離開，雖然只是換了一個樓層，但仍然是令人難過的分離。7C病房經歷過許多同仁的分離，有生離，也有死別。這一次，我不打算用力地阻止分離的發生，我要遵照聖經中的教導來面對它，我要學習用愛來跨越分離，不管它是生離或死別。」

我對林護理長說：「我問過自己：『在過去五、六年，你擔任護理長以來，我有沒有好好愛護你還有其他同仁？』答案是肯定的，過去的事不說，就舉最近的兩次評鑑，我不管別人的眼光，公開地稱讚你們，告訴大家你們是很棒的團隊，我及時地向你們表達了我對你們的愛，因此在分離來臨時，我雖然捨不得，但不會很難過，因為我相信愛可以幫助人跨越過分離所帶來的傷痛。」

聽完我的話，林護理長淚水湧出來，但臉上是帶著笑容的。七月二十三日中午，7C的同仁在智慧屋為林護理長辦歡送會，大家輪流地說出對阿長的感念與不捨，林護理長

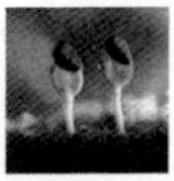

也說出她對大家的關心與不捨，整個歡送會就在淚水與歡笑中結束。

面對生離死別，大多數人會選擇用逃避的方法，或是盡全力阻止它發生的方式來面對，不過我想正確的方法，還是聖經所說的，用愛來跨越它，因為「愛是永不止息」。

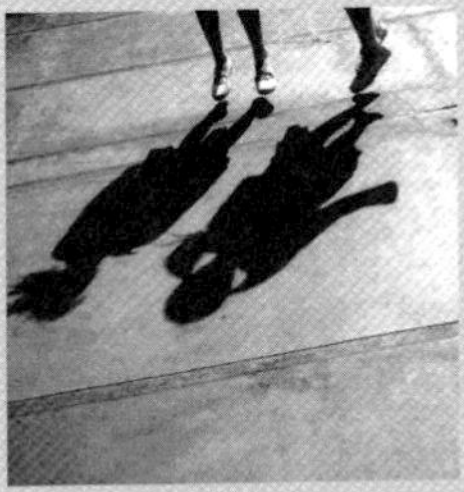

Part 3

實話要實說

「你們的話，是，就說是；不是，就說不是；若再多說，就是出於那惡者。」

準備面對生命終點和保有一絲希望，是魚與熊掌不可兼得。一個人如果覺得自己還有一絲希望不會死亡、不會那麼快死亡，那麼他全部的心思意念就會用在如何逃脫或避免死亡。

但時間是不會重來的，用掉了就沒有了，到最後他還是要離開，卻是在沒有準備的狀況下走進死亡，很令人惋惜，因為他沒有從罹患癌症的過程中，得到啟示、得到祝福。

荒謬的安慰詞

溺水的人如果他們有能力自救，
就用不著旁人的說教了。
他們身陷危境、面對死亡，
他們最需要的是實際的幫助，
而不是空泛的安慰詞句。

二〇〇八年五月二十日中午，我在7C病房的智慧屋，整理七月時一篇講稿的內容。突然有一位藥廠代表K先生來拜訪。說了幾句客套話之後，K先生提到自己今年才四十六歲的大嫂，前幾天因為頭暈、手麻到醫院就醫，沒想到就被診斷為末期肺癌合併腦轉移。K先生雖是醫療從業人員，但仍然是非常吃驚。

我問K先生：「你打算如何幫助她呢？」K先生說：「我會鼓勵她積極進取、樂觀面對。」我聽到心裡先冷了一半，就回問他說：「她要怎麼做才能積極進取、樂觀面對呢？」K先生答不出來。

我接著說：「我們來假設一個場景，有個不會游泳的人掉在水裡，一浮一沈，就快要溺死了。旁邊有個人對他說：『你要加油，你的手要用力撥、你的腳要使勁踢，這樣就不會嗆到水，你就會脫離險境！』你一定會覺得很荒謬！溺水的人如果他們有能力自救，就用不著旁人的說教了。他們最需要的是實際的幫助，而不是空泛的安慰詞句！」

K先生又說：「我們很希望主治醫師能親口告訴我大嫂，她的病情究竟嚴重到什麼程度，可是那位醫師好像不太願意如此做，只願意向家屬透露。」

我聽了笑了一下，回答說：「你不要為難那位醫師了，因為真相是那位醫師自己也不知道該如何面對死亡，當然也就不知道如何幫助病人如何面對死亡。為了避免尷尬，當然是選擇逃避。她一定會想『也許病人會轉到其他部門或其他醫院』、『也許病人會從其他管道打聽到自己的病情』、『也許家屬會按捺不住而向病患透露病情』，反正是能拖一天算一天。」

K先生滿臉狐疑地問：「真的是這樣嗎？」我說：「我以腫瘤科醫師的身分偷偷告訴你，真的是這樣！病人和家屬都以為醫師在醫院工作，一定常常處理死亡的問題，一定是無所不能、無所不知，一定知道如何面對死亡。但真相是如何面對死亡，這門課醫生沒學過、病人沒學過、家屬也沒學過。而且父母沒教、學校老師沒教、社會上沒教、甚至於也很難找參考書！」

K先生問說：「那該怎麼辦呢？」我只好先送了他一本《醫生也醫死》，但我也知道，這是一場「看不見的戰爭」，而且不知要持續多久。

禁忌與規條

對癌末病人各樣食物的禁忌，
加上莫名其妙的規條，
這些是毫無功效的。
可惜很多人卻看不出來，
白白糟蹋自己的生命。

張小姐，一九六五年生，她在二〇〇三年二月，因為右側乳癌接受了乳房部分切除手術，隨後也做了完整的輔助性化學治療及放射治療。

到了二〇〇四年十二月，醫師為她做了全身骨骼掃瞄，發現癌細胞轉移到腰椎，於是醫師又為她安排了局部的放射治療。

接著她開始服用抗賀爾蒙藥物，病情還算穩定，直到二〇〇五年七月，電腦斷層檢查顯示癌細胞轉移到肝臟和肺臟，因此我再度為她做化學治療。

到了二〇〇六年十月，她的病情再度惡化，癌細胞轉移所造成的肝腫大讓她覺得腹脹、無法進食，因此我收治她住院，打算做緩和照顧。住院期間，有許多朋友來探望她，張媽媽也幾乎是天天都來照顧她。

十月二十六日早上查房時，我問張小姐對病情的惡化是否已經有所準備，張小姐說：「我是篤信佛教的，生死看得很開。」

旁邊的友人和張媽媽也說：「我們都是藏傳佛教的信徒，對於死亡並無害怕。」

突然我想到一件很矛盾的事，於是我問張媽媽說：「你說你是信佛的，但是你的行為卻和佛學思想完全相反呢！」

張媽媽疑惑地說：「我不懂你在說什麼。」

我說：「你每天來醫院，不斷地勸你女兒要『放下』、『看破』，這樣在面對死亡時就不會太痛苦。可是我每天每天都看到你『放不下』、『看不破』，這樣的場景好像是作父母的不斷地要求子女要說實話，但是自己卻不斷地說謊話，這不是很矛盾嗎？」

為了讓她明白我說什麼，我舉了個例子：「幾個月前，我收治了一位六十幾歲的出家人，她出家三十年了，最後是因為罹患末期胃癌而住到7C病房來。她整日都穿著袈裟，常跟我說：『我已經參透生死了，心中也沒有任何掛礙了！』可是當她的腸阻塞加重、痛苦加深時，卻不斷地跟身旁的親人說：『真希望能夠早一點走』。其實這『希望早一點死』本身就是一種慾念，不是嗎？因為如果能早一點死，她會覺得好一點；如果不能早一點死，她就會覺得不好，這就是一種標準的慾念。這麼多、這麼多的矛盾，你都看不出來嗎？」

為了能讓張媽媽聽懂我在說什麼，我再舉例子說：「如果照顧你女兒的醫生是學佛的人，那麼當他看到張小姐因為癌症而出現了呼吸困難、腹部疼痛、食不下嚥、無法入睡、大小便解不出來、心靈憂傷、面對死亡恐懼時，他應該要遵照佛理，把這一切都當作是『空無』的，心中毫無任何的『集』（慾念），自然他也就不會有任何要幫助你女兒的想法（慾念），所以他應該對你女兒的各種痛苦視而不見、聽而不聞，最後拂袖離去，不沾染任何塵埃。遇到這樣的場景，你真的會希望照顧你女兒的醫生是學佛的人嗎？我想你大概會希望醫生能對你女兒的各種痛苦感同身受，絞盡腦汁地醫治她、幫助她，不是嗎？」

過了幾天，張媽媽問我說：「可以讓我女兒吃什麼嗎？」

我回答說：「她現在胃口不好，想吃什麼、就給她吃吧！」

可是張媽媽回答說：「我們全家都是信佛的，所以只能吃素。」

我回答說：「『一定要吃素』或『一定不能吃葷的』本身就是一種強烈的慾念，不是嗎？佛理不是強調要消滅一切的慾念嗎？你們越是堅持，那不就代表你們越是緊抓著一些慾念不放嗎？這樣一來，離你們所信奉的佛理不是越來越遠了嗎？」

《聖經》裡早已描述過這樣的事：「你們若是與基督同死，脫離了世上的小學，為什麼仍像在世俗中活著、服從那『不可拿、不可嘗、不可摸』等類的規條呢？這都是照人所吩咐、所教導的。說到這一切，正用的時候就都敗壞了。這些規條使人徒有智慧之名，用

私意崇拜，自表謙卑，苦待己身，其實在克制肉體的情慾上，是毫無功效。」（註）

照著使徒保羅所記錄的這段文字所描述，如今社會上流傳對癌末病人這些各樣食物的禁忌，加上莫名其妙的規條，也就不足為奇，因為幾千年前就有了。

使徒保羅直接告訴大家，這些規條對克制肉體的情慾毫無功效，可惜張小姐一家人卻看不出來，白白糟蹋自己已來日無多的生命。

（註）引自《聖經・哥羅西書》第二章

當戲該落幕時

我們可以認真地活著，
把神所賜給我們每一個人
劇本裡的角色演好。
當戲該落幕時，
我們就可以到後台休息。

二〇〇七年十月二十八日早晨，雖是週休二日的星期六，我仍按往例到病房查房，看了今年四十六歲，罹患口腔癌，還在做放射治療的施先生。

施太太憂心忡忡地跟我說：「放射治療和化學治療已經快結束了，我先生的右臉頰仍然有一個兩公分的腫塊，這是不是代表他的病不會完全好了？我好擔心。」

我回答說：「的確是這樣，如果腫瘤在同時使用放射治療和化學治療後，沒有全消，就代表癌細胞沒有全部被消滅。只要假以時日，惡性的腫瘤必定會長回來。」

聽完我的說明，他們夫妻二人臉色都很凝重，於是我接著說：「你現在擔心腫瘤沒有全消，以後會死於這個病，但事實的真相是我們根本沒有權柄、也沒有能力可以決定自己可以活多久。」

七、八年前，我就曾經治療過一位惡性淋巴癌的患者，我用化學藥物把他的淋巴癌全部都打消了，不過有一天，他要來醫院複診，突然感覺胸口不適，緊急被送到醫院的急診室時，已經沒有生命跡象，經過了一個小時的急救，仍然回天乏術，死因是急性心肌梗塞。

我們的生命就像《聖經》裡摩西在〈詩篇〉裡的祈禱詞：「我們一生的年日是七十歲，若是強壯可到八十歲；但其中所矜誇的不過是勞苦愁煩，轉眼成空，我們便如飛而去。……求你指教我們怎樣數算自己的日子，好叫我們得著智慧的心。」（註1）

人生的真相就是死亡原本就在我們身邊，而我們卻無法掌控它。不但是你不能，我不能，埃及的法老王不能、古代的秦始皇不能、蔣中正不能、毛澤東不能。因為人的生命是掌握在神的手中。

所以在《聖經》裡，神才說：「你們如今要知道：我，唯有我是神；在我以外並無別神。我使人死，我使人活；我損傷，我也醫治，並無人能從我手中救出來。」（註2）

知道了這一點，我們剛開始一定會感到震驚，甚至於會很不爽，但我們同時可以得到一項寶貴的智慧，那就是不用再花許多時間，整天想破頭要如何讓自己活得更久，因為把頭髮都想白了也沒用。

所以，《聖經》裡耶穌才說：「你們那一個能用思慮使壽數多加一刻，或使身量多加一肘呢？」（註3）

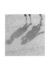

如果沒有參透這點，人們的行為就會顯得很矛盾、很滑稽。舉個例子來說，幾年前內科曾經來了一位陳姓的第二年住院醫師，他之前曾經在某個醫學中心，當過一年的內科住院醫師，照理說程度應該還不差才對，可是我卻發現他工作不力、還常常遲到。

有一次我忍不住問他原因，他說：「我在家裡是老么，我們家是拜觀音的，我媽媽很怕我開車會出車禍，把命給丟了，所以她不准我開車，於是我只好每天從楊梅搭火車到新竹來。」

我接著問：「那麼你從新竹火車站又是如何來醫院呢？」

他說：「因為公車的班次不多，時間也不固定，所以我是騎腳踏車往返醫院和火車站的！」

聽了他的回答，我深表不以為然。坐火車比較安全我同意，因為社會上的新聞大多是火車把其他車輛給撞毀，除非是遇上了有人刻意破壞的南迴鐵路搞軌案；但是騎腳踏車就談不上安全了吧！開車至少是鐵包肉，騎腳踏車則是標準的肉包鐵。

如果真要百分之百防止車禍的發生，那就應該足不出戶，整天待在家裡。不過這樣一來，可能會餓死，可能會無聊死，也可能因為發生大地震而被倒塌的房子給壓死。總而言之，這種因為怕死而做出的行為還真是好笑。

施太太聽完我舉的例子，也有點不好意思地說：「我以前也是用類似的想法在教養兒女，擔心她們在外騎車可能會出車禍，因此在上大學之前，我幾乎是很少讓她們出門，結果現在上了大學，她們變成沒有行動能力，不會騎摩托車，腳踏車也騎不穩，因此每次放假回來新竹，我都還要回家載她們來探望生病的父親，因為她們沒有行動能力。今天聽韋醫師這麼一說，才發現過去的想法是有問題的。」

我說：「還好，你們夫妻現在認識了耶穌，知道生命的真相如同《聖經》裡所記載：『你們只當說：主若願意，我們就可以活著，也可以做這事，或做那事。』不僅如此，還要知道，耶穌代替我們死在十字架上，幫助一切信靠他的人突破死亡，所以我們不用一輩子都活在怕死的光景中，因為：『兒女既同有血肉之體，他也照樣親自成了血肉之體，特要藉著死敗壞那掌死權的，就是魔鬼，並要釋放那一生因怕死而為奴僕的人』。」（註4）

施太太聽了後點了點頭，我就繼續告訴她：「當我們不再因為怕死而做出許多浪費時間、極端荒謬的行為時，例如像令堂那樣，天天都因為害怕出車禍，希望子女們都不要出門，結果自己卻死於一場突發的車禍。還有新竹這裡有許多科技新貴，為了要讓以後的生活更有錢、更有保障、可以買更多高貴的養生秘方，因此拚命加班賺錢，但事實的真相卻是蠟燭兩頭燒，反而把身體弄壞了。至於吃養生食品、買保險、泡溫泉、做SPA、住豪宅、定期做健康檢查，能不能加增一刻的壽命，則是大大的問號。」

當施太太聽懂我的話後，我再醒她：「我們可以認真地活著，把神所賜給我們每一個人劇本裡的角色演好。當戲該落幕時，我們就可以到後台休息，得到神的稱讚或賜下的冠冕，這樣不是很棒嗎？」

盼望施先生這一家也能從神這裡得到智慧，如同《聖經》裡所說的：「你的日子如何，你的力量也必如何。」（註5）

（註1）引自《聖經．詩篇》第九十篇
（註2）引自《聖經．申命記》第三十九章
（註3）引自《聖經．馬太福音》第六章
（註4）引自《聖經．雅各書》第二章
（註5）引自《聖經．申命記》第三十三章

一個國王的祈求

我不知道他們夫婦，
會不會誠心地悔改並向神祈求；
但我卻滿心希望，
曾經發生在希西家王身上的經歷，
也能重現在施先生身上。

星期四早上查房時，看到罹患口腔癌的施先生，他的床旁櫃上有個市面上常見的打火機。我隨手拿起，便說：「你還在抽菸啊！你都已經得口腔癌了，怎麼還在吸菸，讓自己暴露在致癌物當中呢？」

坐在一旁的施太太立刻出面澄清說：「韋醫師你不要誤會了！我先生自從生病之後就戒酒、戒菸了。那個打火機不是用來點火的，而是用來練習張嘴的。」

於是我再仔細一看，打火機旁邊有五、六根常見的木質壓舌板，原來施先生是用兩片壓舌板疊在一起放入上、下牙齒間，然後把打火機放入兩片壓舌板間，於是壓舌板就被撐開了，然後他再用自己的拇指和食指按壓兩片壓舌板的另一頭，於是藉著槓桿原理，原先不易張開的牙齒，就可以稍微打開了。

口腔癌病患經過手術或放射治療後，常常會因為局部組織的纖維化而發生牙關緊閉

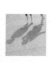

的現象，相當令病人困擾。自己的身體自己曉得，該用多大力氣自己也知道，也就是說施先生只用了兩根壓舌板和一個普通的打火機，就做成了一個適合自己的張口練習器，真是太聰明了。

以前我就曾經注意到口腔癌病患，普遍有這樣的困擾，也請教過幾位相關的醫師，但卻都沒有得到令我滿意的解決辦法，沒想到施先生幾乎不用花錢，只用非常簡單的東西，就發明了一個可以自由調整的張口器，真是太令人讚嘆了。

聽了我的一番讚美，施太太接著說：「我先生在這方面真的有天分，以前我們在南部開大型的家具工廠時，那些從市面上買來的器械或工具如果不完全合用，他都會自行加以調整或改裝，然後那些器械和工具就會合用了。」

聽完施太太的話，我說：「想來真是可惜，神把這樣的天分賜給你們，可是你們卻沒有善用，一心只為自己事業的版圖打拚，有了一百萬想要一千萬，有了一千萬想要一億，最後遇到經濟不景氣，不僅事業垮了，負債累累還淪為通緝犯，到最後還因為菸、酒、檳榔不離口而罹患口腔癌，真是可惜。神把聰明、智慧賞賜給你，你卻誤用了，真是令人遺憾！」

講到這裡，我突然想到《聖經》〈以賽亞書〉有一段希西家王的故事，希西家王病危時，先知以賽亞告訴他：「耶和華說：『你當留遺命與你的家，因為你必死不能活了』。」希西家就轉臉朝牆禱告說：「耶和華啊，求你記念我在你面前怎樣存完全的心，按誠實行事，又作你眼中所看為善的。」(註)希西家痛哭悔改後，耶和華加增了他十五年的壽數。

我簡略對他們夫妻講解完這段故事，接著說：「雖然你還在接受化學治療，但是你的口腔癌並不會完全好起來，也就是說，只要假以時日，你終究會死於這個病。但如果你願意悔改，學習希西家王向神祈求，求祂給你多一些存活的日子，讓神賜給你的才幹、智慧、聰明，不是用在往自己臉上貼金，而是能夠成為別人的祝福與幫助，把神在你身上的美好計畫實行出來，那不是很棒嗎？」

我不知道他們夫婦，會不會誠心地悔改並向神祈求；但我卻滿心希望，曾經發生在希西家王身上的經歷，也能重現在施先生身上。

（註）引自《聖經・以賽亞書》第三十八章

魔鬼的謊言

魔鬼的謊言真是太厲害了！
每個人都被迷惑，無一例外。
這個謊言不讓人有思考的時間，
因為它希望每個人，
都是淒淒慘慘地死去。

二〇〇六年五月十三日星期六早晨，我仍循往例到病房查房。雖然前兩天剛經歷過三年一度的教學醫院評鑑，弄得大家人仰馬翻，我也不例外，身、心、靈俱疲，不過我仍然勉強打起精神去查房。

在查房之前，我習慣上會先看一下病歷，看到一位星期五下午才剛從台北某癌症專科醫院轉入的血癌病患。

李先生四十八歲，他在三、四年前就開始有不明原因的貧血。二〇〇四年底曾經因為肝功能異常，住進本院的腸胃科病房，當時腸胃科的劉醫師曾經請我為他做骨髓檢查。病理報告的結果顯示李先生的骨髓內有異常的母細胞超過20％，屬於骨髓造血不良症候群的一種；如果母細胞的數量超過30％，那麼就變成一般人俗稱的血癌了。

這種由骨髓造血不良症候群逐漸惡化成的續發性血癌，在臨床上要比一發病就是急性白血病的預後更差，幾乎所有的抗癌藥物都不會有效。二〇〇六年初，李先生經人介紹到台北某癌症專科醫院就醫，又做了一次骨髓檢查，不幸的是原先的骨髓造血不良症候群，已經惡化成續發性急性白血病。

該醫院的專家為他做了兩次強力的化學治療，起初骨髓內的癌細胞數量稍有減少，但隨即又長成滿坑滿谷了。接著醫師向他宣布化學治療無效，以後必須頻繁地接受紅血球和血小板的輸注才能存活。

聽到了這樣的消息，李太太決定將她先生帶回新竹，因此再度透過腸胃科的劉醫師來電，說是病患已經是病入膏肓，必須接受安寧照顧，因此我安排李先生於五月十二日下午住進7C病房。

當天小夜班的護士在護理記錄上寫道：「病人的妻子向她質問：『為什麼在台北住院時，醫生、護士、病人和家屬整天都帶著口罩，而在這裡卻沒有，這樣會不會增加病人感染的機會呢？醫師有沒有要再安排進一步的檢查？醫師有沒有打算再投用更新的藥物來治療她先生呢？總不能只是輸血、打點滴吧』！」

值班護理人員耐心地回答她的疑問，看到這樣的記錄，我立刻就察覺到病人和家屬對於病情的嚴重性並不了解，因此在查房時，我特地明白地向他們說：「台北的醫師向你宣布化學治療無效，請問在你的認知當中，『治療無效』是什麼意思呢？」

聽到這樣直接的問話，他們夫妻倆楞在那裡，久久答不出話來。我再問：「治療無效是意味著現況會一直持續下去嗎？」他們還是答不出話來。

我轉了一個方式問李先生說：「如果你開了一部老爺車，引擎室冒煙又出現雜音，於是你將它開至修車廠，師傅檢查了半天，結果告訴你說沒辦法修了，那麼請問這部車接下來會有什麼命運呢？」

李先生說：「應該是會被報廢！」我說：「沒錯！以車子來說是報廢，以人來說就是死亡。當台北的醫師向你宣布治療無效時，絕對不是說你的現況會一直持續下去，其實他是在暗示你來日不多了。大多數的醫師喜歡在病家的面前扮演再世華陀的妙手，因此不願意將話講明白，如此一來就有許多病患不知是有心、還是無意地聽不懂，沒把這種嚴重的訊息做詳細地思考。」

我接著說：「續發性急性白血病的治療效果原本就很差，台北的醫師冒險為你打了兩次強力的化學治療，結果都無效也是預期中的事。在這兩次的化學治療過程中，你發生了細菌性敗血症及肺炎，而這兩種併發症都可能要了你的命哪！也就是說，你沒有死於這些合併症，已經是夠幸運的了。但事實的真相是，沒有任何一個人能夠在骨髓完全被白血病細胞所取代的情形下，長期存活的。病人可以定期接受紅血球和血小板的輸注，來補充這兩種細胞的不足，當人體缺乏正常的白血球時，是無法靠外來的輸注來補充的，這時免疫系統就崩盤了，只要有一小撮細菌入侵，立刻就會造成敗血症，而這些細菌不僅是存在於環境當中的每一個角落，也存在於每個人身體的表面，因此是無從預防的。一旦發生了敗血症，再加上缺乏功能正常的白血球，人很快就會昏迷死亡。總而言之，就是告訴你，時間不多了，你應該要為即將來到的人生終點做準備。」

我話一說完，李太太就搶著說：「那也不見得啦！我們也曾聽說有些癌末病人，靠著堅強的意志力或某些偏方，仍然活了很久。」

聽到李太太的這番話，我不禁想起《聖經》裡曾記載耶和華對亞當說：「園中各樣樹上的果子，你可以隨意吃，只是分別是非善惡樹上的果子，你不可吃，因為你吃的日子必定死！」蛇卻對女人說：「你們不一定死；因為神知道你們吃的日子眼睛就明亮了，你們便如神能知道善惡」(註)。原來撒旦藉著蛇所說出的謊言，不只是欺騙了人類的始祖亞當和夏娃，它更是試圖欺騙全世界的人。

有人會想：「只要我的權力夠大，就不一定會死」，例如差遣徐福到海上仙島去求長生不老藥的秦始皇、為自己造金字塔和木乃伊的法老王。也有人會想：「只要我夠有錢，就不一定會死」，例如某大集團董事長的妻子罹患乳癌，他就曾向台大醫院的醫師表示：「不管花多少錢，都要把我太太救起來！」。還有人會想：「只要我夠聰明，擁有最新的生物科技，就不一定會死」，例如窮畢生之力尋找外太空生命的天文學家、努力追求複製人技術的南韓黃姓科學家。

其實這個謊言的威力還不只如此，它還化妝成其他面貌來欺騙世人，例如飆車不一定會摔車、摔車不一定會摔死；吃檳榔不一定會得口腔癌、得口腔癌不一定會死亡；同性戀肛交不一定會得愛滋病、得愛滋病不一定會死亡；抽菸不一定會得肺癌、得肺癌不一定會死亡；酒醉駕車不一定會出車禍、出車禍不一定會死掉等等，李太太的想法和這些人並沒有什麼兩樣。

的確有某些癌末病患，在醫師宣布活不了多久之後，仍然活得好好的，就連7C病房也有這樣的特例；但有一件無可反駁的事實是，這些特例終究有一天還是會死去。我對李太太說：「你當著先生的面，想要鼓勵他，說不定終點不會來到，但這樣做卻可能犯下嚴重的錯誤，舉個例子來說，如果你有個兒子，今年七月要參加高中畢業生的學測，這時候有個親戚來告訴你兒子說：『學測不一定會舉行啦！不用那麼認真地準備，可能教育部會突然更改考試時間、可能教育部會突然取消學測做為教改的另一起點、說不定海峽兩岸會發生戰爭而政府宣布戒嚴因此取消考試、可能發生強烈颱風或大地震因此考試無法舉行，反正就不一定會舉行啦!所以你不用太認真、太用功，仍然可以隨性地過日子，整天上網打電動，上ＫＴＶ唱唱歌，日子輕鬆過，不用想太多！』聽到這樣的話，你認為這個親戚真的為你兒子著想嗎?還是他別有用心呢？」

話說到這裡，我帶著李太太走到7C病房的智慧屋，告訴她：「這本《醫生也醫死》給你和你先生讀一下，可以吸收一些正確的知識，才不會鑄成大錯！」

我把書拿給她時，她才小聲地說：「其實我和其他家屬，都知道他來日無多，也都做好準備了，只是不忍心告訴他，怕他傷心難過。」

我聽了，反問她說：「這樣做對嗎？今天要面對生命終點的是你先生，而不是你，結果你說自己準備好了，而不管當事人是否有所準備，這樣合理嗎？你這樣真的是愛他嗎？」

結束了這次沒有交集的談話，我心想，魔鬼的謊言真是太厲害了！每個人都被迷惑，上至王公貴族，下至販夫走卒，無一例外。這個謊言不讓人有思考的時間，因為它希望每個人都是淒淒慘慘地死去，我只能向神祈求，求祂光照李先生和他的家人，能夠及時醒轉過來，粉碎撒旦的謊言，接受神的救贖，最後能突破死亡。

（註）引自《聖經．創世紀》第二章

丈夫的幫助者

想要演好幫助丈夫的角色，
不是靠自己的能力、家世，
而是要認真地讀《聖經》，
因為人是神創造的，
而《聖經》就是人生旅程的指引地圖。

二〇〇六年十一月十日星期五下午門診時，還在接受輔助性化學治療的蔡女士走進診間，坐定後跟我說：「韋醫師，我很感謝你，在我罹患乳癌、接受手術、做化學治療、全身發紅起疹，非常痛苦的過程中，每次看診時你都為我加油打氣，也把我帶回神的面前，所以我很感謝你。」

我回答說：「那很好啊！雖然生了一場大病，但是能夠再度恢復跟神的關係，也算是有代價了。」

蔡女士接著說：「我常常上網去閱讀你發表在部落格的文章，我很驚訝，你為什麼常常把你太太寫得那麼好？」

我說：「沒錯，按著《聖經》裡記載：『耶和華神說：那人獨居不好，我要為他造一個配偶幫助他。』(註1)我的妻子真的是我的幫助者，就像〈箴言〉說：『得著賢妻的，是得著好處，也是蒙了耶和華的恩惠。』(註2)希望你也能認真、努力地認識神，有一天才能夠用聖經中的真理來幫助你的丈夫，因為每一個男人，都背負有從神而來的使命，所以〈創世記〉裡說：『耶和華神將那人安置在伊甸園，使他修理、看守。』(註3)這裡的伊甸園包括家庭和職場，而男人的使命是修理、看守，也就是管理的意思。妻子對丈夫是非常重要的，不管那位亞當是達官貴人，還是販夫走卒，都一樣重要。陳前總統身陷國務機要費的貪腐風暴時，美聯社就評論說：『台灣第一夫人幫助丈夫多年，如今可能傷害他！』這就是最好的例子。」

看診後，我再度提醒蔡女士，如果想要演好幫助丈夫的角色，不是靠自己的能力、家世，而是要認真地讀《聖經》，因為人是神創造的，而《聖經》就是人生旅程的指引地圖。如果沒有地圖，或是有了地圖卻不詳細察看，那麼肯定是會迷路的。

（註1）引自《聖經．創世紀》第二章
（註2）引自《聖經．箴言》第十八章
（註3）引自《聖經．創世紀》第二章

為何不給一絲希望？

癌症末期的病情告知，
病人和醫師是當局者，
家屬和其他醫療人員是旁觀者。
角色不一樣，
立場就會不一樣，
想法和作法也就不一樣了！

二〇〇八年六月九日星期一，照例又是壓力較大的一天，因為要忙著處理前兩天假日從急診室收治的病人。查到最後幾個病人時，時間已經接近十一點，有點晚了。我看到罹患末期大腸癌的H先生，全身黃疸、神情疲憊地躺在病床上，是兩天前從急診住院的。

H先生可以算是我的老病人，一年多以前在本院開刀，沒多久癌細胞轉移到肝臟，於是大腸直腸外科的醫師將他轉介給我，開始一連串的化學治療。起初效果還不錯，但過了幾個月，癌指數又上升了。

我前後更換了幾種抗癌藥，不過都無法壓制病情的惡化，於是在某一次門診時，我和H先生和他兒子商量，察覺他們都表示要拚到底，不願意接受緩和醫療，於是我將H先生轉介到台北的醫學中心，讓他有機會接受最新式的抗癌藥物治療。

幾個月之後，H先生又回到我的門診，他兒子表示在台北花了幾十萬施打新藥，不僅沒有效果，而且副作用很大，有一度腹壁上的傷口還破裂出血，情形很可怕。我看著坐在輪椅上的H先生，臉是黯淡的、神情是憔悴的、皮膚是蠟黃的，簡單地說，應該是離死亡只有一步之遙。我開立了一些藥物，吩咐他兒子每週帶他回診，我心想：「台北的醫學中心都去過了，最新的抗癌藥物也打過了，H先生和他兒子應該會接受緩和醫療的觀念，好好面對生命的終點了吧！」

經過了幾週，H先生終於又再度入院。當我察看完H先生的大致狀況後，確認他應該是離死亡只剩幾天，不料H先生的兒子用很熱切的語氣問我說：「韋醫師，我父親可以吃什麼嗎？要吃什麼才能使他的狀況好起來？」聽了他的問話，我心裡忍不住嘀咕道：「你的父親已經病成這樣，可能下一分鐘就會死亡，你照顧他那麼久，難道一點都看不出來嗎？怎麼還會問這樣無關緊要的問題呢？」

於是我回答說：「你怎麼會問這樣的問題呢？舉個例子來說，中國四川大地震已經發生一個月，如果有人在這時候，還想要翻牆挖壁地搜尋生還者，是不是很不切實際呢？這時候該考慮的應該是預防傳染病、準備重建家園吧！」

話一說完，H先生的兒子對我大吼說：「對！我是白癡。我是他唯一的兒子呀！」霎時間，病房的空氣似乎凝結了，所有的人都僵住了，包括一旁的護理長和臨床助理鄭小姐。幾秒鐘之後，H先生的兒子再度說：「對！我很幼稚！但我是他唯一的兒子呀！」此時，H先生的外籍看護看不下去了，出來打圓場說：「你們不要這樣，嚇到阿公了！」我看著H先生兒子因憤怒而變得扭曲的臉，緩緩地說：「我會繼續好好地照顧你父親！」隨即離開病房。

回到護理站之後，我交代鄭小姐替H先生安排新鮮冷凍血漿的輸注，以減少他因為肝功能惡化、造成血液凝集因子缺乏，所導致的腸胃道出血。接著我到智慧屋整理前兩天出院的病歷，一邊檢討剛剛衝突的原因。想想其實很簡單，因為我論斷H先生的兒子所問的問題是不恰當的、是偏離重點的、是幼稚的、是沒有智慧的，總之就是「不好」。

按著聖經的教導，論斷別人的一定會被別人論斷回去，所以剛剛的衝突是必然會發生的。我知道是我論斷H先生的兒子，當然是我在犯罪，解決之道無它，只有認罪悔改一途。雖然覺得扯不下面子，但是聖經中的教導就是這樣清楚，沒有什麼可以硬拗的空間，我心想：「好吧！該認錯就認吧！」

星期一下午是門診時段，看完病人已經五點多。我回到病房，立刻再去探視H先生，我遠遠地瞥見H先生的兒子和女兒，坐在走廊盡頭的長椅上談話，隨即走進H先生的病房。我察看了H先生腸胃道出血的狀況，一會兒H先生的女兒來到床邊。我跟她說明早上衝突的過程，我說：「在尖銳的言詞背後，我其實是希望你們不要把注意力放在一些枝微末節的事情上，而是能夠把握住父親生前最後一點時間，向他表達你們對他的敬愛、感謝、不捨，讓他的行囊中裝滿大家對他的愛。」

幾分鐘過去了，H先生的兒子並沒有來到床邊，我猜他還是很火大吧！下班後我的習慣是直接開車回家，但我心想：「再回病房看看H先生的兒子吧！」回到病房後，我看到他一個人在走廊上觀看佈告欄上的東西，上面大多是病家對7C病房的感謝函，我感覺到神已經為我開路，於是我快步地走上前去，對他說：「早上我用言語冒犯了你，很抱歉，請你原諒！」

沒想到他立刻握住我的手，跟我說：「早上我看著父親即將死亡，而我是他的獨子，可是我無能為力、幫不上忙，因此壓力很大，才會這麼衝動。下午我在病房的走廊上，看了許多佈告欄上的信件，才發現韋醫師非常不容易，面對許多一定會死亡的病人，又不能放棄他們，想必壓力一定很大。」

我說：「我很遺憾，沒能讀出你心裡因為覺得無助而產生的壓力，沒有適時地同理你的感受。我還論斷你，我真的很抱歉！」聽完我的話，H先生的兒子仍緊握著我的手，口中不斷地用客家話說：「謝謝你！」

隔天星期二早上七點多，H先生的兒子來到護理站跟我說：「我剛剛扶起父親，沒

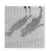

想到他竟然翻白眼，嚇了我一跳，不知道是什麼狀況？」如果按著習慣，我通常會在晨會結束九點以後才開始查房看病人，但我心想：「好吧，早一點去看一下。」於是我去到床邊，發現H先生已經到了彌留狀態。

我跟他兒子說明狀況，他立刻問我病房內是否有空間讓他父親死後可以停放遺體八小時以便助念，我回答說：「你可以使用平安居。」接著，我便到六樓會議室參加當天的晨會。開完晨會後回到病房，發現H先生已經被移到平安居，也看到他兒子忙進忙出的。

過了三、四十分鐘，我開始當天的查房，臨床助理鄭小姐問我說：「剛剛我替H先生辦理手續並開立死亡診斷書時，發現他兒子並沒有很難過，反而用平靜的口吻要謝謝你，這是怎麼回事呢？」於是我把昨天這件事的前因後果跟她說了一遍。

「七年前他的母親也是罹患了末期大腸癌，他曾經向我諮詢，我建議他讓母親接受安寧療護，以便爭取一些有品質的時間，為生命的終點做準備。後來，他在父親的壓力下，仍將母親送到台北的醫學中心拚到底，結果還是過世了。我一直以為他應該可以從照顧母親的過程中學到功課，不需重蹈覆轍，所以對他有更多的期待。我的出發點是善意的，只不過表達的方式不對。」

聽完鄭小姐說：「原來如此！不過坦白講，如果有一天我面對自己的父母親發生類似的狀況，我也不確定自己是不是也會要求醫師拚到底，絕不放棄一絲希望！」此時，站在一旁的護理長說：「以前常常有家屬投訴、抱怨韋醫師都不願意給癌末病人一絲希望，顯得很殘酷、無情、沒醫德。但是社會上大多數的論調是和韋醫師的觀念相反的，難怪安寧療護專家C博士也說：『對死亡要準備，但仍然應該保有一絲希望』。」

我再問鄭小姐：「你是不是也和大多數人一樣，也很想問：『難道沒有一種病情告知的方法，可以讓癌末病患，一方面好好準備面對生命終點，另一方面又保有一絲希望？如果有，那麼那些令人難過、尷尬、沮喪的場景就不會發生了，不是嗎？！』其實不只是你，醫院的院長也曾經多次質疑，我對癌症病情告知的堅持，甚至於他還找來當時的精神科主任與我當面對質，看有沒有兩全其美的方法？」

「準備面對生命終點和保有一絲希望，是魚與熊掌不可兼得。一個人如果覺得自己還有一絲希望不會死亡、不會那麼快死亡，那麼他全部的心思意念就會用在如何逃脫或避免死亡。如此一來，他一定不會認真、誠實地準備面對生命的終點。但時間是不會重來的，用掉了就沒有了，到最後他還是會離開，但卻是在沒有準備的狀況下走進死亡，這真的很令人惋惜，因為他沒有從罹患癌症的過程中，得到啟示、得到祝福。」

「所以，準備面對生命終點和保有一絲希望之間，是沒有模糊地帶的，也是一種水火不容的狀態。C博士雖然是安寧療護專家，但是她的角度並不是醫師，因此她無法真正知道醫師在想什麼。我是癌症病患的主治醫師，我會希望病人的受苦是有意義的、是有代價的，而不是莫名其妙的進入死亡。我會很絕對、很肯定地告訴癌末病患，死亡一定會來臨，而不會留下一絲希望，因為我深深知道只要醫生說『我們再想想辦法』、『再會診其他專家』、『再找找有沒有更新的抗癌藥』，病人就會燃起一絲希望，就不會努力地面對生命終點了。如果要給一絲希望，那麼希望應該是放在如何準備面對死亡、如何善用時間、如何重建關係、如何用『愛』來跨越過一切分離，而不是用在可能逃避死亡上。」

說到這裡，神突然給了我一個靈感，使我突然就明白了為什麼我的看法和病患家屬、其他醫療人員有那麼大的差異！我說：「舉個例子，如果小孩偷了別人的東西又不認錯，作父母的通常會嚴格地管教責打，直到他認錯悔改，以後才不會鑄下大錯，這是父母的立場。換個角色和立場，旁邊的阿公阿媽可能會說：『沒那麼嚴重啦、不過是一個幾百塊的東西、沒什麼大不了、小孩子不懂事、還別人就好了，何必把孩子罵成那樣、打成那樣！』父母親是當局者，態度是十分堅決的。阿公阿媽是旁觀者，只希望氣氛好一些，場面不要弄得那麼僵，不希望小孩大哭、哀嚎、難過。也就是說，面對『小孩偷東西』的同一件事，不同的角色就會有不同的立場。同樣的在癌症末期病情告知的場景中，病人和醫師是當局者，家屬和其他醫療人員是旁觀者。醫師希望能夠幫助病人好好準備面對生命終點，因此態度必須非常堅定，就像是父母親的立場。但是其他的旁觀者最希望的就是氣氛好一些，場面不要弄得那麼僵，不希望看到有人傷心難過流淚，就像是阿公阿媽的立場。角色不一樣，立場就會不一樣，想法和作法也就不一樣了！」

唉！難怪家屬和其他醫療人員常常會罵我，為什麼要把話說得那麼死，把場面弄得那麼尷尬，因為他們的立場就像是阿公阿媽。我很高興能有這樣的比喻，我也可以試著體會其他人的想法，不會強迫其他人要完全贊同我的想法，因為不同的位置會有不同的腦袋，也會有不同的想法。

烏雲消散

雖然《聖經》的教導是要說實話，
但並沒有規定，
要一次把所有的訊息都全盤拖出，
因此我打算按部就班地說明病情，
免得病人一時之間無法承受。

蔡女士，一位三十多歲的年輕媽媽，二〇〇六年五月下旬，因為左側乳房有腫塊而就醫。經過了一些檢查，證實是罹患乳癌，由張院長在五月底為她做了部分乳房切除。切下來的腫瘤雖然還不到三公分，但是腋窩十八個淋巴結竟然出人意外地有六顆出現轉移。

根據教科書的記載，此類病患以後再度復發的機率超過五成，也就是高危險群。張院長得知了病理報告之後，特地打電話給我，希望我在門診為她安排做輔助性化學治療時，不要把病情說得太嚴重，免得她因為太沮喪而放棄治療。

接到院長的電話，我心中已有盤算，因為之前也有類似的個案，我習慣性地把最嚴重的情形跟病患說明，結果有幾位病人就嚇得跑掉了，這樣的結果自然不是外科手術者張院長所樂見的。

有了幾次不愉快的經驗，這次的我就特別小心了，雖然《聖經》的教導是要說實話，但並沒有規定要一次就把所有的訊息都全盤托出，因此我打算按部就班地說明病情，免得病人一時之間無法承受。

那是一個星期五下午的門診時段，蔡女士單獨來腫瘤科就診，我告訴她手術後必須加做放射治療，以減少局部復發的機會，同時也必須做化學治療，以減少全身轉移的可能；由於淋巴腺有多顆轉移，因此有較高的復發機會，因此也建議她考慮自費打一種單株抗體所製成的抗癌藥「賀癌平」，以減少復發的機會。

在門診過程中，蔡女士表示同意接受化學治療，另外也向我詢問是否有不會造成掉髮的抗癌藥，我回答說：「有，但是要自費使用。」她說：「沒關係，我要用自費的藥。」於是我開立住院證，安排她在六月十三日住院，準備接受第一次化學治療。

萬萬沒想到六月十三日早上，內科的行政助理拿給我一封醫院內部的信函，我打開一看，竟然是院長寫來的，內容是：「前幾天與朋友在一起，他告訴我說我的好友之一吳廠長日前在與總經理開會時，突然總經理面色凝重地叫他趕快回家，他心知不妙，立刻趕回家看到他的太太面色凝重、眼神呆滯地攤在椅子上，完全變了一個人，原因是那天看了您的門診，告訴她：『你已經很嚴重，現在只能盡人事了！』她聽了這些話立刻崩潰。內人知道這個消息，立刻又找了本院放射科許女士（也是乳癌病人）去安慰她。我一直知道腫瘤醫學的原則是要告訴病人實情，但是否一定要加上感情的字眼呢？（例如：現在只能盡人事）如果告訴她十八顆淋巴腺有六顆是陽性，預後是相對的較差，但我們會盡力，是否也違反腫瘤醫學的原則，我不知道。但我聽了內人、朋友的話之後，心裡還是很難過，因為他是好友的妻子。而且我事先也拜託過你，但好像失敗了。吳廠長因為他的太太還要給你治療，很怕你生氣，會對他的太太不利（例如情緒上），一再告誡我不要告訴你此事（這是我今天打電話問他時，他都不願講，只一直交代，拜託不要告訴你）。但我想，你我的個性都是直來直往、有話直說，我也不相信你會做這種事，所以寫了此信，希望讓你知道病患的感受，其他的問題有空再談，希望明天病人接受治療後會有燦爛的笑容。」

看了這樣的一封信，我的心情變得很沈重，想要當面向院長澄清，於是我打電話到院長室，結果助理說院長一整天都有院外的會議，於是我只好用信函回復，內容是除了將我與病人的對話忠實呈現外，也特別寫明：「我並沒有用『盡人事』的字眼來說明病情。我自認為不是個『白目』的人，當然也知道院長事前打電話給我的目的，因此對於蔡女士，我已經盡量用委婉的字眼來說明病情，如果這樣也無法達到院長的要求，那麼下次我也想不出什麼好辦法了。」我看了院長的信，覺得很愧疚，身為一個部屬，竟然無法達成長官交辦的事項。我也很難過，好像每一次院長交辦的預後較差之乳癌病患，我都處理不好，我很抱歉，暫時也想不出解決之道。不過我會向神禱告，求他教導我，給我靈感。」

我在十一點鐘將這封信交給院長的助理，希望院長回來時就能看到，得以解開誤會。同時我也求神幫助我，來處理此一僵局。沒想到神立刻回應我的禱告，下午一點四十分時，我從醫院大廳走向通往立體停車場的大門，正好遇到張院長由院外回來，我見機不可失，於是請他移步到走廊邊。

我告訴他：「我是你的部屬，我也遵守《聖經》中要順服執政掌權者的教導，所以我絕對不會故意要拆你的台。」接著我就把門診當天和蔡女士會談的過程向院長做了說明，我強調說：「我跟她說會盡全力、用最好的藥物來治療她，而不是說『盡人事』，可能是她聽錯了。」

聽完我的說明，院長表示了解，這才讓我鬆了一口氣，我心想：「還好院長認識我多年，有一定的信任基礎，所以願意寫信告訴我這樣的事，才讓我有澄清的機會。當然也感謝神，很快就讓我有適當的時機來做這件事。」

隔天，我安排蔡女士入院接受初次化學治療，我特別提醒自己要言語謹慎，避免再引起不必要的誤會。幾天後，蔡女士順利地出院了，化學治療只引起一、兩次的嘔吐，其他情形都還好。

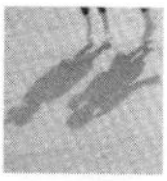

接下來，蔡女士每週五都回門診接受「賀癌平」的治療。三週之後，理論上她應該再接受第二次化學治療，但由於白血球的數目不足，因此我決定將化學治療延後一週。

沒想到七月十一日傍晚時，院長找我談「癌症病患醫院外延伸照護計畫」的人事案時，又再提到蔡女士，說她因為白血球數目不足，造成治療的延誤，情緒低落，想要放棄治療，因此院長夫人再度去探望蔡女士，為她加油打氣。院長這次沒有再怪罪我，我想他大概已經比較了解蔡女士的個性了。

七月二十一日星期五下午，蔡女士再度就診，這次只有她一個人來，前幾次都是她妹妹陪她來的。我見她仍舊是愁容滿面，於是先詢問她上週化學治療的情形，她說：「還好，沒什麼不適，只不過我不知道自己能不能忍耐一整年把所有的化學治療都做完？」我說：「你心中有很多憂愁對不對？」她說：「對呀！」

我接著問她：「你覺得人有沒有可能不為明天憂慮？」她說：「哪有可能！」我說：「你先不要回答得太快。舉個例子好了，你覺得你那個小學二年級的兒子，會不會為明天憂慮呢？」她回答說：「他才不會，他每天都很快樂。」

我說：「這個世界上的確有一種生活形態，是不用為明天憂慮的，就像是你兒子。他不為明天憂慮，並不是他已經擁有一大筆財富、優秀的學歷、高人一等的工作職位、可以移山填海的力氣，事實上這些看起來讓人覺得有保障、有安全感的事物，你兒子一樣也沒有，那麼他又是如何能夠不為明天憂慮呢？要能夠不為明天憂慮必須有兩個前提，首先是他確實知道他有無條件愛他的父母，其次是他必須聽從父母的管教，這兩個前提缺一不可。如果他沒有父母，那麼下一餐在哪裡、明天有沒有衣服穿都不知道，他就會大大地憂慮。如果他沒有聽父母的教導，譬如他偷了人家的東西，父親命令他要立刻歸還，並且要向人家道歉，如果他不照著做，那麼他是會憂慮的，因為他會擔心父親會重重地懲罰他。」

聽完上述的一番話，蔡女士點頭表示同意，於是我接著問她有沒有聽過福音，也就是天父神和耶穌的事。她說：「在高中時期有一位老師，常常跟我傳講，所以並不陌生。」

我說：「那這樣就好辦了，我們雖然變成了大人，但是要能夠不為明天憂慮的前提也和孩子一樣。《聖經》裡有一段耶穌對門徒的提醒，標題是『不要憂慮』，祂說：『你們看天空的飛鳥，牠們不種不收，也不存糧在倉裡，你們的天父尚且飼養牠們，你們豈不比鳥兒更貴重嗎？你們當中又有誰能夠藉著憂慮而多活幾天呢？』（註）如果我們想要不為明天憂慮，那麼我們必須先知道除了肉身的父親之外，我們還有一位天父，他把生命賜給我們，他無條件地愛我們。其次我們必須聽從他的管教，就像是你這次生這麼大的病，說不定是天父的管教喔！」

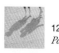

蔡女士說：「我也覺得是這樣，在沒生這次病之前，我認為凡事都可以靠自己，一切都是我應得的，從來不認為身體的健康是天父所賜的恩典，直到生了這場病，我才恍然大悟，知道那不是理所當然的。」

我說：「這樣的心得是很寶貴的，沒有生過大病的人是不會明白這個道理的。」最後，我為蔡女士禱告，求天父繼續引導她前面的道路，也求神能幫助她的家人，都能明白聖經中的真理。

禱告之後，蔡女士露出安心的笑容，原先的烏雲就此消散了。

（註）引自《聖經．馬太福音》第六章

媽媽可以活多久？

不管醫術再高明，
醫生其實也是一個凡人，
也無法掌握未來。
但當個平常人也沒什麼不好，
不必將負責他人生死的重擔背在身上，
才能過著輕省容易的生活。

二〇〇六年四月十七日下午門診時，一位四十五歲的蔡女士來就醫，她罹患第三期鼻咽癌，已經做過放射治療合併化學治療，目前在腫瘤科的門診定期追蹤。她的女兒陪她來看病，看起來像是時下的青少年。

我隨口問她：「現在幾年級？」她回答：「國二」。

等我看完蔡女士的病之後，她突然問我說：「醫生，媽媽可以活多久？」聽到這樣尖銳的問題，我心中想著：「我要跟她說實話，還是隨便敷衍她幾句就好了？後者很容易，我只要告訴她說，你不要擔心，媽媽一定會活得好好的，醫生一定會用最好的藥來治療媽媽，醫學這麼進步一定可以克服癌症的。我相信她聽了之後會很放心、很快樂，至少當下是如此，不過這樣做並不符合聖經的教導，於是我決定將事情的真相告訴她。」

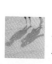

我跟她說：「我不知道，因為我沒有決定權。」

她立刻問：「那麼誰有決定權？」

我說：「是天父神，因為《聖經》裡說到：『凡事都有定時，天下萬務都有定時。生有時，死有時；栽種有時，拔出所栽種的也有時』。」（註）

她立刻追問：「那我可以求祂嗎？」

我回答說：「當然可以啊！」

聽完我的說明，她微笑地點點頭說：「學校裡的彩虹媽媽說故事，曾經跟她們講過類似的話。」

結束了門診之後，我仔細想，到底醫生該不該試圖去扮演神的角色？我相信有很多醫生會有意（主動）、無意（被動）地如此做。如此一來，癌症病患及家屬，就會以為醫生可以準確掌握病人的未來，因此千方百計地想看最有名的醫師，不僅如此還要走後門、拉關係希望能得到醫師特別關愛的眼神。

其實老實說，當一位醫生在治療病人時，引用的數據不管是30％還是80％的有效率，他只是憑著自己或別人過去的經驗來治療，醫師本人並不能決定病人最後的結果，也就是說，如果某甲和某乙所罹患癌症的種類、期別、細胞的分化度、癌症相關基因的表現等等條件都一樣，而醫師也使用同樣的療法，那麼治療的結果也不是他所能控制的，可能二者皆有效、可能二者皆無效、可能某甲有效、可能某乙有效。或許有些醫師會將治療有效的功勞往自己身上攬，在癌症病患和家屬的面前洋洋得意像是再世的華佗，如果治療無效則將責任推到病人和家屬身上，怪他們體質不好或沒有完全配合治療計劃。

其實只要仔細一想，醫生如果真的能決定病人的預後，那麼為什麼會有70%或20%的失敗率呢？如果他真的有此能耐，那他為何不決定讓每個人都有效，這樣他不是更厲害、更讓病患和家屬佩服得五體投地嗎？又何必留下一些治療失敗的案例呢？

所以不管醫術再高明，醫生其實也是一個凡人，和一般人沒什麼兩樣，也無法掌握未來。寫到這裡，不知道是否會有醫界的同道要罵我，因為我將事實的真相攤開來，令他們無法繼續在病患和家屬的面前，繼續高高在上地享受被禮讚的滋味。其實當個平常人也沒什麼不好，至少不必將負責他人生死的重擔背在身上，如此一來，我們才能過著輕省容易的生活。

（註）引自《聖經．傳道書》第三章

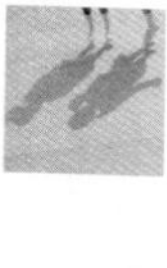

當面的責備

你的確是生病了，
也病得很嚴重。
你運用你的可憐，
來操縱、控制身邊的每一個人。
與獨裁者用權勢來操縱
是一樣的有罪。

最近幾週，常聽到病房的護士在抱怨一位陳姓乳癌病患，抱怨的內容是她雖然是癌症末期，身體很虛弱，行動也需要別人幫助，但是陳女士卻從早到晚不斷地命令身邊的人做事，一下子要躺下、一下子要起來、一下子要按摩肩膀、一下子要按摩腳、一下子要看護用手撐著她、一下子要打助眠針，弄得大家越來越討厭她。甚至於她也用同樣的方式對待她的丈夫、兒子、媽媽、小姑等等，經常打電話要求他們要這樣、要那樣。

有一次，她媽媽感冒生病很不舒服，所以沒有來看她，她竟然認為媽媽是在騙她，因此想要和看護串通好，要騙媽媽說她病危了，想要強迫媽媽來陪她。

陳女士，一九五五年生，二〇〇〇年曾經做過乳房整型手術。二〇〇三年七月罹患右側乳癌，隨後接受乳房局部切除及腋下淋巴結摘除。在接下來的半年多，她陸陸續續接受了輔助性放射治療和化學治療。到了二〇〇四年九月，她的乳癌復發，轉移到肺部和頸部的淋巴結，因此接受了許多種抗癌藥物的治療，不過病情仍然持續惡化。到了二○○五年九月，她因為呼吸困難和頭痛到本院就醫，後來住進7C病房。

剛開始認識她時，只是覺得她很愛漂亮，她也喜歡將年輕時漂亮的照片秀給大家看。不過自從生病之後，她就拒絕再拍照，因為覺得自己變醜了。原先我認為她的病情會惡化得很快，不過經過了一段時間的緩和照顧之後，她的病況還算穩定，因此我就讓她出院了。

陳女士斷斷續續地住院期間，我曾經請病房的志工劉媽媽、邱媽媽等人去探望她，把福音傳給她，後來陳女士也受洗成為基督徒。

受洗之後，我曾經告訴她要照著聖經的教導順服丈夫，結果她表示不同意，認為自己的想法才是最正確的，於是我跟她說：「或許我說的不算數，但是你要不要自己禱告求問神，看神的意思為何？」

結果在隔天查房時，她主動地跟我說：「我昨天有向神禱告，結果神回答說，醫生說的是對的，要她照著去做。」聽到這樣的回答，我覺得有點驚訝，沒想到神的回答來得這麼快！

二○○六年二月十三日，陳女士再度因為呼吸困難而住院。我仍然用緩和醫療的方式照顧她，一段時間之後，呼吸困難的症狀明顯改善，但是她卻出現嚴重的失眠。我開

立院內最強的安眠藥給她吃，結果卻沒什麼效果；我將口服的藥換成針劑的注射藥，結果也沒效；我幫她照會精神科醫師，醫師也開立了一些藥，結果反而造成她白天昏昏欲睡，但晚上更加睡不著。

每天查房時，她都抱怨睡不著，到最後，我只好要護士每天晚上幫她點滴注射兩支助眠針劑。幾天之後，她又抱怨睡不著，於是我交代護士把助眠針劑改成用快速靜脈推入。後來變成一個晚上要打兩次、甚至於三次。

說真的，我從來沒有看過這樣的癌末病人，整天都是撲克臉，身體已經是非常虛弱，但卻無法入睡。她自己無法入睡也就算了，偏偏她又要在大夜班的時段胡鬧，一下子要躺下去、一下子要坐起來、一下子要站起來、一下子要戴氧氣，一下子又不要、一下子要求按摩背部、一下子要按摩腳、一下子按鈴要護士幫她注射助眠針劑，有時候甚至於是前一次的助眠針劑剛滴完，她又要求打針，弄得大夜班總是雞犬不寧，不僅旁邊的看護無法休息，就連大夜班的護士也將要抓狂，這樣的看護工作太辛苦，因此有好幾位只做了幾天就不幹了。陳女士的先生為了留住看護，甚至於在大夜班同時雇用兩位看護一起來照顧她，無奈情形改善得並不多。

二〇〇六年四月十八日，查完陳女士的病況之後，我問身旁的鄭小姐說：「你對她有什麼看法？」鄭小姐說：「大家私底下都很討厭她，我也不例外。不過神卻提醒我，不要定陳女士的罪，反而要為她禱告。」

四月十九日早上查房時，看到陳女士頂著一副面無表情的撲克臉，又在指揮身旁的看護做這做那，我實在是看不下去了，因此跟她說：「你很壞，你知道嗎？」她回答說：「我很可憐，我哪裡有很壞？」

我說：「你的確是生病了，也病得很嚴重，可是你卻運用你的可憐來操縱、控制身邊的每一個人。獨裁者是用他們的權勢來操縱別人，而你卻是用別人對你的同情與可憐來操縱他們，你不斷地釋放出一種訊息，那就是『我這麼可憐、這麼無助，所以全天下的人都要聽我的、都要對我好一點！如果沒有這樣做，那麼罪惡感就會籠罩著你們每一個人』。」

她立刻回答說：「醫生，你這樣講我，我晚上會更加睡不著喔。」我說：「你很可惡，竟然一聽到不喜歡的話，就立刻用你的可憐來要脅別人，連照顧你的醫生也不放過，你真是可惡！在末後審判時，願公義的神重重地責罰你。」

離開陳女士的病房後，鄭小姐問我說：「既然已經知道她是這樣的人，那麼我們日後該當如何對待她呢？是要對她的要求照單全收，還是完全不理會呢？」我說：「我也不知道，禱告問神吧！」

隔天早上再查房時，一走進陳女士的病房，立刻響起了一陣歡呼的聲音，我一時之間還搞不清楚究竟發生了什麼事，三位看護七嘴八舌地搶著說：「陳女士昨天在聽了醫師的責備之後，整個人都變了，完全不一樣了，不再叫看護做這做那了，很乖、很聽話！」「昨天晚上是她這幾個星期以來睡得最好的一次！」「醫生把陳女士房間裡的撒旦趕走了，好棒喔！」

我立刻就糾正看護說：「是神的大能把魔鬼趕走了，不是我這個平常人！」總之，大家都很高興，陳女士也不例外，原先的撲克臉變成了笑臉，看起來令人舒服多了。

我見機不可失，立刻請鄭小姐拿了數位相機來，將陳女士、看護和我照了兩張相。照相的同時，她不斷拍拍手，表達她的高興。我跟他說：「你今天看起來很漂亮、很可愛，是一種由內心散發出的美麗，而不是用化妝品弄出來的！」她很高興地回答說：「謝謝醫師昨天的一番話。」

走出陳女士的病房後，我想起《聖經》裡說：「當面的責備勝過背地的愛情」(註)這些教導，真是真理。

(註)引自《聖經．箴言》第二十七章

認賊作父

我常鼓勵我的病人向天父神求告，
就像求自己的父母一樣，
自然不必擔心有副作用。
如果去求其他靈體或位格，
不僅會禍不單行，
還可能會被出賣。

王先生，四十五歲，二〇〇五年十月被胸腔科醫師診斷出罹患小細胞性肺癌，隨即被轉介給我。王先生人高馬大，身材壯碩，平時是在建築業工作。

從當年十月到次年三月，我為他做了六次化學治療，並且同時給予胸腔的放射治療。整個療程到二〇〇六年四月全部結束。我還為他做了進一步的檢查，包括腦部的電腦斷層攝影，都沒有發現其他病灶，因此我安排他接受腦部的預防性放射治療，希望能夠好上加好，進一步預防癌細胞的轉移。

沒想到過了幾個星期，王先生不僅沒有照我的建議，去做腦部的預防性放射治療，反而多次因為突發性的腰部劇痛，而被送到急診室就醫。急診室的醫生為他做了一些基本的檢查，也沒發現什麼問題，因此為他注射了止痛針，而他的症狀也會很快就緩解。

四月底，他又因為同樣的問題至急診室就醫，急診室的醫師不勝其擾，因此便通知我，要我安排他住院接受檢查。

住院後，我仔細詢問他的病情，發現他的症狀很怪異，前一秒鐘人還好好的，後一秒鐘卻痛得呼天搶地、雙腳無力，打了止痛針之後又很快就完全恢復，這樣的症狀，不符合任何疼痛的病理生理學機轉。

當然，癌症病患有了腰部疼痛，總不免會令人想到會不會是發生了脊椎的骨頭轉移；但如果真是骨轉移，那麼病人的疼痛應該是持續性的，而不會像王先生那樣的急遽變化。如果是一般的退化性關節炎或神經根被壓迫，也不可能在注射了一支針劑之後，症狀就全部消失，就連雙腳無力的情形也恢復，反正他的疼痛很怪異就對了。

王先生也說他最近除了飽受上述的莫名疼痛之外，身體也有很怪異的感覺，例如他會覺得頭是冰冰的，但身體卻很熱。當天下午，他就在弟弟的陪同下要求立刻辦出院，我也不便問什麼。

大約有兩個星期沒有王先生的消息，沒有來看門診，也沒有再到急診室就醫。到了五月中旬，他又到急診室報到了。這回的情形更嚴重，除了突發性的腰部劇痛之外，雙腳更是無力到無法站立或去上廁所，急診室的醫生再度通知我，因此我再度到急診室探視他，只見他滿臉驚恐地向我訴說他奇怪的症狀。

我除了瞭解他身體的不適之外，也好奇地問他說：「上次你匆匆忙忙地出院，到底是什麼原因？」

站在一旁的弟弟回答說，他們是去找一位精通法術、號稱可以為他驅邪的人那裡，請他為王先生作法。

我又問：「花了多少錢？」

他弟弟說：「三萬五千元」。

我問：「有效嗎？」

王先生說：「剛開始效果不錯喔！我那種頭上冰冰、身體卻很熱的感覺，在他為我作法之後就消失了。」

我又問：「如果真的有效，那麼你為什麼又會被送進急診室呢？」

王先生說：「我也不知道，剛開始時的確有效，可是現在又有問題了！」

我看他真的是很痛苦，雙腳的力氣只有正常人的一半，因此安排他住院。

住院後，我為他安排了核子醫學的全身骨骼掃瞄，結果顯示他的脊椎骨的確是有多處小小的轉移性病灶，但是這樣的病灶與他突發性的劇痛症狀在學理上是沒有關連的。我雖然投予劑量不低的針劑嗎啡，但他仍然會出現無法預期的腰部劇痛，一痛起來他就大叫，弄得全7C病房都聽得見他淒慘的叫聲，不知情的人可能會以為醫護人員在虐待病人呢！但過了一會兒，他又好了，真是匪夷所思。經過了十天的照顧及化學治療，我讓他在五月二十三出院，但我仍然無法解釋他疼痛的原因。

可能很多人會以為醫生就像神一樣，無所不知，但其實說老實話，這個世界上有太多事情是人類小小的腦袋所不能明白的。就比方說，到底這個世界上有沒有邪靈或污鬼呢？按著《聖經》的教導是有的，〈馬太福音〉裡就記載：「他們出去的時候，有人將鬼所附的一個啞巴帶到耶穌跟前來。鬼被趕出去，就說出話來。眾人都稀奇，說：『在以色列中，從來沒有見過這樣的事。』」（註1）

在看不見的世界中，的確是有一股力量在影響著人類。在7C病房中，常常見到有人得了癌症之後，家屬幾乎都會去求神問卜，或是找算命的改風水，然後就會將一大串、來自不同廟宇的平安符掛在病人的脖子上或手上。

對於這樣大家都做的行為，我常常覺得納悶，這樣的行為究竟有沒有經過深思熟慮？或只是拿著香、跟著拜呢？這樣的行為難道沒有副作用嗎？我常常問他們：「你們拜的是誰知道嗎？」他們會說是玄天神、天上聖母、五府千歲、玉皇大帝、關聖帝君、城隍爺、三太子、土地公等等。

我再問：「為什麼這些號稱是『神明』的，會聽你的祈求呢？」最常聽見的回答就是：「心誠則靈呀！」我再問：「如果真是這樣，你不就可以駕馭這些神明了嗎？因為你自己可以決定要不要『心誠』，也就可以決定靈不靈囉！如果你可以駕馭這些神明，那麼就表示你比他們更高明、祂們比你遜，那麼你為什麼還要求他們呢？」

有時我也會再問：「這些琳瑯滿目的神明中，究竟是誰的功力、法力最高強？」大家的答案都不一樣。

我再問：「這些不同的神明之間，究竟是合作關係、還是競爭敵對的關係？也就是說拜得越多，效果究竟是會相加還是會相減呢？」

我再問：「你和這些神明之間是什麼關係？憑什麼祂們就要賜福與你？如果祂們有能力賜福於你，那麼不就表示祂們也有能力降災禍給你囉！那麼你為什麼會如此天真幼稚、一廂情願地認為祂們只會賜福與你，而不會偷偷地降災禍給你呢？」

我最喜歡舉當兵的例子，如果連長有權限放你榮譽假，那麼他就一定也有權柄可以關你禁閉、不准假。現在的問題是，連長為什麼會放你榮譽假呢？如果有一天，連長突然莫名其妙地稱讚你，並且放你幾天休假，那麼聰明的你最好不要太高興，可能後面有違法的文件要你蓋章、要你當貪污的白手套、當逃漏稅的人頭，當然也有可能是有求於你，要你動用關係去幫他關說什麼事，總之不會是好事就對了。這樣的道理是很容易理解的，不是嗎！

我還會問他們：「如果這些神明真的賜福給你了，那麼祂們會要什麼東西作為回報呢？祂們無形無體，自然也不用吃、不用喝、不用化妝、更不會需要一塊999純金的

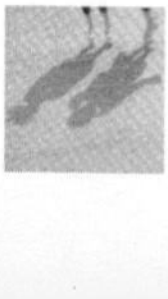

牌子，那麼祂們究竟會想要什麼東西作為回報呢？」

多年以前，我曾經看過一則社會新聞，有一位年輕女子喜歡玩碟仙的遊戲，她常常請碟仙指點迷津、預測未來，因此得了不少好處。有一天，她突發奇想，問碟仙她該如何回報祂，此時只見桌上的碟子快速地繞了幾圈，最後停在一張字條前面，那張字條上面寫著一個字『死』，結果過沒幾天，這名女子就莫名其妙地出車禍死掉了！這些號稱是神明的靈體，絕對不會只要一隻雞、一隻鴨、一條魚、一塊金牌，祂們要的是人的靈魂，因為祂們知道那才是最寶貴的！

說了這麼多，或許有人還是不同意我的看法，但有一件大家都同意的事，那就是人的力量是微小的。當遇到困難時，人就會想要找到另一個更有力量的位格，希望能得著超自然的幫助以度過難關。這樣的道理大家都知道，但問題是要倚靠誰？該求誰幫忙？才不會有上述的後遺症。要回答這個重要的問題，必須從『關係』二字著手。

在現實的社會中，當一個孩子有了困難時，如果他開口向自己的父母求救，那是最不會有副作用了，因為大概不會有一位媽媽在煮了一碗麵給孩子吃之後，會向他收一百元；也不會有一位父親上個月替小孩繳完學雜費後，這個月卻向他要索回本金連同利息。也就是說，父母對子女的愛，通常是沒有附帶條件的。

但如果我們向其他人求援，那麼就不是這麼一回事了，可能因此欠下人情、留下把柄、更可能被騙。例如有人假裝好心，要幫卡債族向銀行申請低利貸款，結果卻巧立名目地向卡債族索取代辦費、手續費、代書費、關說費，最後反而將卡債族僅有的一點錢也給騙走了。

前幾年很流行的現金卡也是如此，明明就是比較沒錢的人才會向銀行申請現金卡，結果有錢的銀行卻用最高的利息來壓榨這些沒有錢的人，最後天天有卡奴燒炭自殺，不就是最好的寫照。

所以當人們遇到力有未逮的困難時，找自己的父母恐怕是最妥當的。如果父母不在了，或是連父母也幫不上忙，那麼最正確的方法便是找我們天父。因為《聖經》說：「你們祈求，就給你們；尋找，就尋見；叩門，就給你們開門。因為凡祈求的，就得著；尋找的，就尋見；叩門的，就給他開門。你們當中有誰，兒子要麵包，卻拿石頭給他？要魚，卻拿蛇給他？你們雖然不好，還曉得要拿好東西給自己的兒女，何況你們在天上的父，豈不更要把好東西賜給向祂祈求的人嗎？」（註2）

我常鼓勵我的病人向天父神求告，就像求自己的父母一樣，自然不必擔心有副作用。如果去求其他靈體或位格，不僅會禍不單行，還可能會被出賣。就算是面對死亡這麼大的事，我們仍然可以相信《聖經》中所說：「神愛世人，甚至將祂的獨生子賜給他們，叫一切信祂的，不至滅亡，反得永生。」（註3）

我真希望大家都可以不再被魔鬼所欺騙，弄得悲悲慘慘。我也希望每個人都能向天父神求告，得神的祝福。說來奇怪，看來身體健壯的王先生，在五月二十七日因發燒合併肺炎入院，三十日下午就過世了。

（註1）引自《聖經．馬太福音》第九章
（註2）引自《聖經．馬太福音》第七章
（註3）引自《聖經．約翰福音》第三章

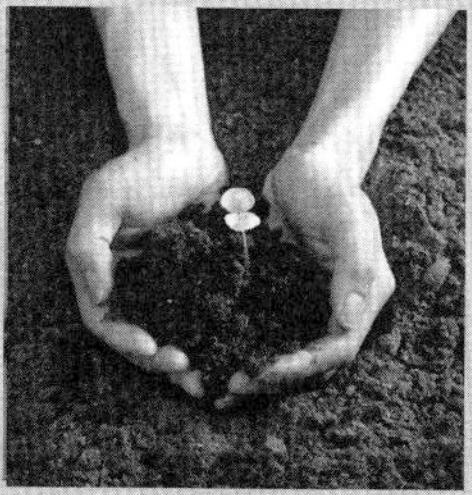

Part 4

新的事情會發生

「所以，我們不喪膽。
外體雖然毀壞，內心卻一天新似一天。
我們這至暫至輕的苦楚，
要為我們成就極重無比、永遠的榮耀。」

雖然癌末病人面臨了生命的終點，旁邊的人大概都認定是絕望了，但若能因此認識了這位愛祂的天父，就一定會有「新的事情、好的事情」發生。

很多環境表面上看起來完全不合理、讓人很難接受，但只要我們願意照著去做，神就會將那隱藏的祝福顯露出來，將危機變成轉機。

不一樣的生日

神藉著L先生的生日，
也讓我自己學到了一件功課。
只要舉辦活動的動機是神所喜悅的，
我相信神會賜下靈感，
讓「新的事情、好的事情」不斷發生。

L先生，五十五歲，是一家公司的副總經理。大約兩年前二〇〇六年罹患了右大腿的骨癌，到台北的癌症專科醫院就醫，接受過許多次化學治療，無奈還是保不住右腿，醫生為他做了截肢手術。原來以為病情已受到控制，沒想到癌細胞仍然四處流竄，轉移到他的兩側肺部、腋窩，甚至於原先截肢的部位也長出巨大的腫瘤，造成他難以忍受的疼痛。

在萬念俱灰的心情下，L先生來到我的門診，希望我能讓他減少痛苦地走完最後一程。在隨後的幾個月當中，L先生多次進出7C病房，我為他處理疼痛、感染、肺部出血、肋膜積液等問題，大家也逐漸變得熟稔。

大約兩個月前，原先就患有憂鬱症的L太太，在L先生要出院當天突然失蹤，大家慌成一團，我徵求L先生的同意，為他失蹤的妻子做禱告，希望她能平安歸來。

沒想到一週之後，L先生返診，他兒子跟我透露說：「媽媽在失蹤的隔天，被人發現在某個國小的一棵大樹下上吊自殺身亡！」

我聽了很震驚，無法解釋神為何讓這樣的事情發生，不過我也提醒自己，不要隨意論斷這樣的事情是壞是好。

又過了一週，L先生再度來到門診，當我完成看診的手續之後，L先生突然情緒崩潰地大哭，跟我說他每晚都睡不著，滿腦子都是他太太的形影。

我抱著他一會兒，然後緊握住他的手，為他禱告，求賜平安的主耶穌能幫助他，讓他能夠入睡，也求神能接納他太太的靈魂，讓她回到天家，不會成為孤魂野鬼。

禱告之後，L先生在淚眼中跟我說，這是他這輩子第一次在別人的面前哭泣，我回答說：「謝謝你這樣信任我，願意讓我分擔你的愁苦。男人很辛苦，從小到大被『有淚不輕彈』一句話給綁住了，其實這是很不健康的！」

在第二次住院的過程中，有病房的基督徒志工去探訪他，L先生很快就接受了洗禮，成為基督徒。隨著時間的過去，L先生的身體狀況越來越差，家人也都知道他來日無多。前幾天查房時，他跟我說他的生日快到了，希望能在得勝廳舉辦一場生日聚會，邀我一定要參加。

我原來是有些不以為然的，因為我個人並不喜歡放煙火式的活動，也不鼓勵病患藉

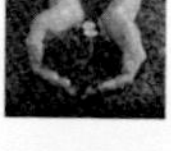

著各樣活動來沖淡死亡的味道，免得焦點被模糊了。但是神似乎一再叮嚀我不要論斷任何事，因此我開始努力思考，如何讓這樣的生日聚會變得有意義，而不是流於形式。

終於神給了靈感，我跟L先生說：「生日聚會中，除了點蠟燭切蛋糕之外，我會請你的家人一一地為你祝福，另外我也要請你一一地為兒子、女兒、孫子、孫女祝福！就像聖經中的人物『雅各』那樣。」

聽完我的建議，L先生一臉難色地說：「我不知道要說些什麼耶！」我用很堅定的語氣回答說：「時間還有幾天，你可以努力地構思，我也會拜託病房的輔導員彭小姐來幫助你，真的沒辦法就照稿子唸也行，反正這就是你未來幾天的任務！」

二〇〇八年十一月二十八日接近中午時刻，病房的安寧志工、浸信會的黃牧師、L先生的家人把7C的得勝廳，稍微用氣球布置後，便將L先生連人帶床地從病房推到得勝廳。黃牧師做了開場之後，詩班為L先生獻唱，第一首就是他最喜歡的〈野地的花〉我也跟著唱，表達對L先生的祝福。隨後，詩班又獻了〈一生最美的祝福〉。

在歌聲中，神突然給了我一個靈感，祂讓我想到L先生的名字「新發」二字，「新發」不就是「新的事情會發生」的縮寫嗎？而「新的事情會發生」正是新竹市風愛社幾年前為IC電台的主持人黃翠芳所出版客語福音詩歌的專輯名稱，這個專輯還入圍了當年金曲獎「最佳客語演唱者」和「最佳客語流行專輯」兩項殊榮。

很快地，黃牧師要我為L先生祝福，於是我先回到智慧屋，拿了一片《新的事情會發生》的CD，然後我跟大家說：「一個人的名字是很重要的，它通常都代表父母或長輩最大的期待，有沒有人知道L先生的名字『新發』二字的意義呢？」

我問了L先生、他兒子、他女兒，大家都表示不清楚，於是我說：「剛剛在唱詩歌時，神給了我一個靈感，那就是『新發』二字就是「新的事情會發生」的縮寫，意思就是說當你認識了神，就會有「新的事情、好的事情」發生。就像《聖經》裡說：『若有人在基督裡，他就是新造的人，舊事已過，都變成新的了。』又說：『所以，我們不喪膽。外體雖然毀壞，內心卻一天新似一天。我們這至暫至輕的苦楚，要為我們成就極重無比、永遠的榮耀。原來我們不是顧念所見的，乃是顧念所不見的；因為所見的是暫時的，所不見的是永遠的』。」（註）

「雖然L先生面臨了生命的終點，旁邊的人大概都認定是絕望了，但是就因為他認識了這位愛他的天父，我相信一定會有『新的事情、好的事情』發生，我相信靠著耶穌在十字架上為我們捨命所完成的救贖，L先生的靈魂可以突破死亡、回到天家，這就是『新的事情、好的事情』。」

隨後病房的林護理長也用〈野地的花〉裡面的歌詞「若心中煩惱，讓祂為你除掉」，勉勵L先生信靠天父。接著L先生的兒子、女兒為他祝福，L先生也一一地為子

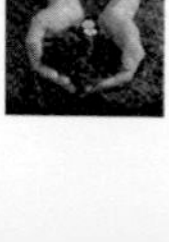

女們祝福、叮嚀，在場的人都深受感動。

站在我旁邊的是L先生的妹婿，他小聲地對我說：「姊夫前兩天對我千交代萬交代，要我一定要來，因為他說他不知道該說什麼，要我代打，沒想到他今天精神這麼好，思路清晰、口才流利。」

我笑著回答說：「既然本尊賣力演出，就不用槍手代勞了。」整個聚會就在「祝你生日快樂」的歌聲中，大家享用蛋糕、水果的快樂氣氛下結束了。

神藉著L先生的生日，也讓我自己學到了一件功課，那就是下次不要隨便論斷舉辦這樣的活動就是膚淺、無聊、沒有實益的；而是要就事論事地去規劃、辦理。只要舉辦活動的動機是神所喜悅的，我相信神會賜下靈感，讓「新的事情、好的事情」不斷發生。

（註）引自《聖經．哥林多後書》第五章

化危機為轉機！

聖經中主耶穌的教導，
雖然表面上看起來完全不合理，
讓人很難接受，
但只要我們願意照著去做，
神就會將那隱藏的祝福顯露出來，
將危機變成轉機。

黃先生年約七十多歲，二〇〇六年二月因為呼吸困難而就醫。經過胸腔科醫師的多項檢查之後，證實為肺癌合併右胸大量積水，隨後便被轉介到我的床位接受治療。

當時的黃先生面容憔悴、食慾極差，而且有明顯呼吸困難的現象。我花了一些時間和黃先生及他的兒子討論之後，決定要冒險一試使用化學藥物來治療，同時我也請護理人員，在黃先生的左手肘上置入一條細細的靜脈導管，以便可以隨時抽血或打點滴而不必多受皮肉之痛。

很幸運地、黃先生度過了化療後的危險期而且藥物也產生了明顯的療效，不僅呼吸困難逐漸消失而且胃口也變好了，因此兩週後便順利出院了。

在腫瘤科門診看了幾次之後，黃先生的狀況日益改善，因此我安排他在三月二十日再度入院，接受第二次化學治療。

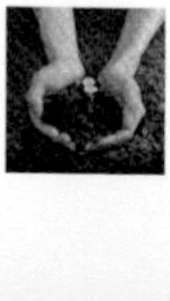

當天下午我在看門診，病房的臨床助理鄭小姐來電話向我報告說：黃先生手肘上的靜脈導管滑脫，順著血流跑到左肺動脈。

這樣的事真是匪夷所思，因為病房使用此種導管已有上百例，從未有這樣的事情發生。我先確認黃先生沒有發生細菌感染，然後再想對策。

隔天早晨查房時，我向黃先生及他的兒子說明實情，並建議再觀察，因為心臟科主任認為黃先生目前沒有任何不適，要用心導管的方法來取出有技術上的困難，如果要用開刀的方法也不可能，因為黃先生的體能狀況也絕對負荷不了。

兩天之後，經由護理長和導管廠商的努力，找到某一醫學中心的放射科醫師，願意用心導管的方法，看能不能用侵襲性最低的方式來取出該導管。

得知此一消息之後，我立即向黃先生的家人說明並寫好轉診單，準備隔週至該醫學中心就醫。三月二十四日週五早上查房時，我告知黃先生可以出院了，沒想到黃先生的兒子竟說：「對於這次的事件，希望醫院能有所表示。」

這樣的一句話令我非常震驚、也很憤怒，心裡想著：「我花了好大力氣才將你的父親轉危為安，結果只因為這樣一件無可預見，也無從預防的事，你就來興師問罪，真是令人寒心。」

我極力壓抑著滿腔的怒氣，告訴他：「你既然提出這樣的要求，我會啟動醫院內的正式管道向上呈報，由醫院高層來插手管這件事。」

話一說完，我立刻回到護理站，因為我太生氣了，根本無法繼續查房。我一邊故做鎮定地吩咐護理長做意外事件的通報，一邊在心中向神吶喊說：「我很生氣、很生氣、很生氣，他怎麼可以這樣對待我，簡直是忘恩負義！」

幾秒鐘之後，神似乎向我說：「你可以生氣，也有生氣的權利，但是你願不願意站在黃先生家屬的立場來看這件事呢？」聽到這樣的話，我還是很生氣。但就這樣一連三次，神都用同樣的話來回答我。最後，我只好想：「我說不過你，就用家屬的角色來思考一下吧！」如果今天這件事發生在我父親身上，難道我不會生氣嗎？我想我會的，說不定還更憤怒呢！

想到這裡，我開始改變了。我立刻拿起電話，找到一位服務於該醫學中心的廖姓學弟，他也是腫瘤科醫師，我拜託他幫忙收治黃先生並給予協助，他答應幫忙。沒想到幾分鐘之後，護理站的電話響起，竟然是廖醫師的來電，他表示三天後的禮拜一下午就有他的門診，他已經幫我連絡好該院一位經驗豐富的放射診斷科醫師來協助，說不定可以在急診室就能解決，連住院都不必。

我連連向他致謝，心裡在想：「神似乎插手管這件事了！」如此一來，我原先緊繃的情緒已經緩和了一大半。我將這樣的安排在電話中告訴黃先生的兒子，他也向我說謝

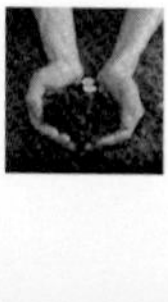

謝。雖然只是透過電話而沒有看到對方，但我卻可以清楚地感受到，那原先劍拔弩張的氣氛已經大大消散了。

當天中午是醫院團契固定的聚會時間，我把這件事提出來跟其他基督徒同事分享。我的助理鄭小姐說：「當時的場景很緊張，我深怕你會失控地當場破口大罵，讓場面不可收拾，因此在心中不住地禱告，求神幫助你，讓你不要失控。」她說：「後來我又和黃先生的兒子談了一些話，他表示之所以會提出這樣的要求，其實是想要有醫護人員更多的關心，因為父親罹患末期癌症的壓力已經夠大了，又發生這樣的意外事件，原先的壓力就更大了。」

放射腫瘤科的李主任則回應說：「《聖經》裡耶穌對門徒的教導是說：『你們的仇敵，要愛他！恨你們的，要待他好！咒詛你們的，要為他祝福！凌辱你們的，要為他禱告』。」（註）

聽了大家的回應，我心裡想著：「還好有助理的禱告以及神及時的攔阻，否則我一定會鑄成大錯。真是好里加在（台語發音）！」

三月二十七日早上十點，我特地打電話到黃先生家，提醒他的家人要準時帶他就醫。當天下午六點半，我又打電話到黃先生家，結果是一位外籍看護接的，她說：「先生、太太都還沒有回家。」我實在是放心不下，於是在七點半及八點半都打了電話，結果都一樣。此時，我開始有些緊張了，心想難道又有什麼意外嗎？

到了九點半，我再度打電話，總算是黃先生的兒子接電話，他表示整個過程都很順利，醫師只花了大約三十分鐘，就取出了滑脫的導管，之所以這麼晚才回家，是因為傷口的加壓止血以及高速公路塞車。

我向他表達慰問之意，也告訴他我這幾天多次代黃先生向神禱告，祈求過程一切順利。掛完電話之後，我不禁高興地跳起來，大聲地說：「感謝主！讚美主！你的作為真是奇妙！」

四月三日黃先生的兒子及媳婦帶他回診，黃先生精神很好也顯得很愉快，我再一次向他們表達慰問之意，另外也將他們在醫學中心的花費全數加以補償。我再一次感謝神，讓一件瀕臨破裂的醫病關係，能夠在神的光照之下，被重新建起來。

我從這件事學到一個功課，那就是聖經中主耶穌的教導，雖然表面上看起來完全不合理、讓人很難接受，但只要我們願意照著去做，神就會將那隱藏的祝福顯露出來，將危機變成轉機。感謝神！

（註）引自《聖經．路加福音》第六章

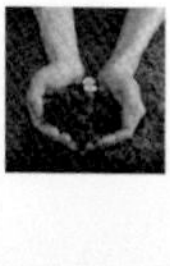

永遠長不大的天使

每一個人，都是神按著祂的形象和樣式造的，從祂的眼光來看，每個人都「甚好」，都是祂所寶貝的。

二〇〇六年四月十七日下午門診時，來了一位四十三歲的胡姓乳癌病患。她在兩個月前接受乳房切除手術，目前在我的門診接受輔助性化學治療。

胡女士走進診間時，頭上戴著假髮，身後則跟著一個非常可愛的小男生。我隨口問她：「他幾歲了？」她說：「今年十二歲了！」我嚇了一跳，因為那男孩身高大約八十公分，看起來就像是幼稚園大班的孩子。

我好奇地問她：「怎麼會這樣？」她說：「大約六歲那一年，他罹患腦瘤，前後開了六次刀，後來就都是這個樣子，醫生說他可能永遠都長不大了。」

那男孩自己爬上椅子，然後拍拍另一張椅子，很體貼地請陪同來看病的阿姨坐下。那孩子天真無邪，外觀上除了右眼有點輕微的斜視之外，真是很可愛。看到這幅景象，我脫口而出地跟胡女士說：「遇到這樣的事，妳一定要向神找答案！因為每一個人，都是神按著祂的形象和樣式造的，從祂的眼光來看，每個人都甚好（very good），都是祂所寶貝的。」

那男孩不吵不鬧，乖乖地聽我們的對話。我突然想到，中午在統一超商買便當時，店員送給我兩個凱蒂貓的花花胸章，於是我請他坐在診療椅上，打開包裝紙，仔細地將它們別在他的T恤上。過了幾分鐘，胡女士的病看完了，那男孩拉著媽媽的手，很高興地說：「媽媽，我要去照鏡子，我要去看醫生叔叔給我的胸章！」

突然間，一股暖暖的感覺在我的心中升起，我真希望她們能早點認識神，並得著祂加倍的愛，因為《聖經》裡是這樣說的：「總要肢體彼此相顧。若一個肢體受苦，所有的肢體就一同受苦；若一個肢體得榮耀，所有的肢體就一同快樂。」（註）

（註）引自《聖經・哥林多前書》第一章

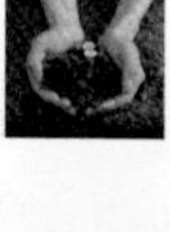

回轉像小孩

神藉這個異象要告訴你，
在天父眼中，
那人就像是個吃奶的孩子，
因此他可以照著耶穌的應許，
進入神的國！
這是神對你的安慰。

二〇〇六年七月十八日星期二下午，急診室簽了一床病人到病房來，臨床助理鄭小姐看過病人後，向我說明病情，於是我到床邊去看病人。令我驚訝的是病人骨瘦如柴，一個中年男性竟然只有二十幾公斤，於是我仔細地察看他的病史。

吳先生，四十四歲，職業是保險業務員。他在二〇〇五年二月出現全身黃疸，起初是在竹北的某家醫院看病，隨後被轉診至林口長庚醫院，經過了一些檢查，被認為是罹患胰臟腫瘤合併阻塞性黃疸，因此接受了腸道及膽道的繞道手術及膽囊切除，手術後的情形還算穩定。不知為何緣故，外科醫師並未取得癌細胞的病理標本。

到了二〇〇六年二月，吳先生出現嚴重的腹瀉，體重減輕超過十公斤，因此被腸胃科醫師收留住院。

經過了一連串的檢查，洪醫師認為他已經有了肝臟的多處轉移，因此為他做了肝臟穿刺，不過病理檢查並未找到癌細胞。

在住一個月的醫院後，吳先生勉強可以吃一點東西，於是便出院了。到了三月底，他的家人帶他到台大醫院就醫。醫師又為他做了一次肝臟切片，病理檢查認為是多發性肝臟膿瘍，不是轉移性肝癌，於是醫師便投用抗生素。不過吳先生的病情仍持續惡化，最後醫師暗示家屬將他帶回家。

回家之後，他的進食量遽減，另外也有發燒和腹痛的現象，體重驟減到二十幾公斤。我看到吳先生時，他幾乎是氣若游絲，神智也不是很清楚，於是我立刻向照顧她的母親詢問，看他知不知道自己的兒子，已經是離死亡只有一線之隔。

還好吳媽媽有清楚的認知，要求我儘量減少他兒子的痛苦，並且表明她和她兒子都是基督徒，並不畏懼死亡。

於是我在醫囑上開立了大量點滴和止痛劑，並且發出病危通告，心裡想著這樣的病人大概只剩幾小時到幾天的壽命。到了當天傍晚，鄭小姐跟我回報，吳先生的血壓已經低於九十，詢問我要順其自然，還是要增加點滴以提升其血壓？我想了一下，告訴鄭小姐說：「我希望他能多撐一點時間。」

隔天星期三早上查房時，吳先生的血壓恢復正常，但神智仍不清醒。沒想到吳媽媽竟然要求我要為他兒子進行病理切片，以查明究竟是什麼癌症？我聽了甚表驚訝，因為

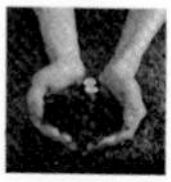

病患已經是只剩一口氣了，怎麼可能再去做有風險的切片呢？於是我回答說：「要在這種情形下去做切片是絕對不可能的事，如果真要查明癌症的真相，唯一的辦法是死後做病理解剖（autopsy），這樣對學術上也有極大的貢獻。」

吳媽媽說：「我們是基督徒，知道人是塵土造的，最終也是要歸於塵土，因此我們並不忌諱這樣的解剖，更何況對學術有幫助。」

我說：「你能這樣想是值得鼓勵的，因為在國內的環境下，願意把遺體捐出做病理解剖的人是少之又少，這點和歐美國家有很大的差異。如果你有這樣的想法，那麼最好是能徵求你兒子的同意，那就是美事一樁。」吳媽媽說：「我願意試試看！」

於是我在吳先生的床邊，拉著他的手為他禱告，求天父神賜給他清醒的意識，讓他能自己做決定，也求神時刻與他同在，減輕他的痛苦。

隔天星期四早上查房時，吳先生的血壓還算正常，但神智仍然不是很清醒，不過外觀上已經比剛入院時好看一點了，沒那麼枯骨樣了，吳媽媽仍然沒有放棄要做病理解剖的意願。

出了他的房門，我跟林護理長和鄭小姐說：「吳先生要捐遺體做病理解剖的過程，令我聯想到去年那位捐眼角膜的湯先生，他們在臨終時所做的決定都是那麼樣的令人感動。」

鄭小姐說：「原來韋醫師已經看出這一點，難怪入院當天吳先生血壓降低時，韋醫師下令要儘量維持其生命徵象。」

我說：「其實那時候我也不知道有這樣的事，只是心中覺得應該幫他多撐幾天。」

星期四下午，吳媽媽到護理站告訴鄭小姐說：「我剛剛趁我兒子比較清醒的時刻，詢問他是否同意做病理解剖，他眨眨眼表示同意喔！」

星期五凌晨零點三十分，我在睡夢中手機響了，大夜班的溫小姐跟我報告，說吳先生已經過世了，並談到要做遺體解剖的事，我告訴她先將吳先生的遺體停放在7C的平安居，早上我會去處理。

早上七點，我來到護理站，跟大夜班的護士打過招呼之後，便走到病房盡頭的平安居，看到吳媽媽和吳先生的大陸籍妻子，令人意外的是吳先生的面容就像是睡著了，樣子比生前還好看。我拉著她們兩位的手一起為吳先生作祝福的禱告。

回到護理站之後，一看手錶，已經七點半了，於是我開始打手機找病理科的林主任，要確定他能為吳先生做完整的病理解剖，因為醫院已經有許多年沒有人做過這樣的事了。在電話中，林主任提出了許多技術性的問題，態度相當保守，我則是強硬地要求他一定要排除萬難來完成病患的遺願，最後終於敲定要在八月二日星期三早上，在醫院的太平間進行。

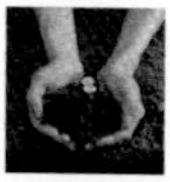

九點多，我再度走到平安居，把剛剛聯絡好的結果跟吳媽媽報告，也順便請她填立病理解剖的同意書，以再度確認其意願。吳媽媽填好同意書之後，主動跟我說：「昨天晚上七、八點，他的病情開始惡化，呼吸道出現許多雜音，護士來幫忙抽痰之後仍未見改善，我看他的雙眼睜開，於是再一次詢問他是否要做病理解剖，他再度眨眼表示他願意。到了晚上十一點多，我看他還無法入睡，而我則是非常睏倦了，於是我向主耶穌禱告，求他幫助我兒子能夠平安入睡，就在半夢半醒之際，我突然看到我已經昏迷的兒子，竟然從床上爬起來，要吸我的奶。等我醒來一看，他已經沒有呼吸了，面容平安而祥和，我趕忙找到大夜班的護士，來確認他已經過世了。」

聽完吳媽媽的一番話，我覺得很感動，於是立刻將聖經中的真理解釋給她聽，我說：「你知道為什麼神要讓你看到你兒子爬起來、要吸你的奶嗎？」

她說：「我不知道，只覺得那是一件很特別的事。」

我說：「這是符合《聖經》教導的，因為：『有人帶著小孩子來見耶穌，要耶穌摸他們，門徒便責備那些人。耶穌看見就惱怒，對門徒說：讓小孩子到我這裡來，不要禁止他們；因為在神國的，正是這樣的人。我實在告訴你們，凡要承受神國的，若不像小孩子，斷不能進去。』(註)神藉著這個異象或異夢要告訴你一件事，那就是在天父眼中，吳先生就像是一個還在吃奶的孩子，因此他可以照著耶穌的應許，進入神的國！這是神對你的安慰。」

聽了我的解釋，吳媽媽才恍然大悟，不斷地感謝神。八月二日早上在醫院太平間的解剖室，我帶領吳先生的一家人，大約有七、八位，圍繞在他的遺體前，大家手拉手，一起為吳先生還有他所有的家人做祝福的禱告。

禱告結束後，我特地留一點時間給他只有四歲大的女兒，希望她能和爸爸說說話。剛開始時她顯得很靦腆、欲言又止，大約過了十幾秒鐘，小女孩終於開口小小聲地說：「爸爸，我愛你啦！」隨後病理科林主任在兩位外科醫師的協助之下，順利地完成了吳先生的病理解剖。

八月五日星期六早上，我請「癌症病患醫院外延伸照護計畫」的專案助理彭小姐，代表7C病房的全體同仁，參加吳先生在新豐舉行的安息禮拜，並且將新竹醫院對吳先生專案補助的支票，親自交給吳先生的媽媽。晚上吳媽媽特地打電話到7C病房護理站，表達她們一家人對醫院的感謝。

吳先生的故事到此告一段落，未來我還會請專案助理彭小姐繼續關心他的家人，特別是他大陸籍的妻子和年幼的女兒。

八月十八日星期五早上十點多，我剛查完房，鄭小姐跟我說：「吳媽媽帶著吳先生的女兒來病房。」我一看，果然是吳媽媽，身旁的小女孩靦腆地微笑著，原先的長髮剪

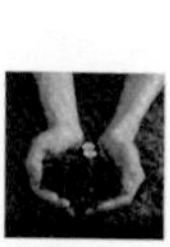

成了可愛的短髮。我問吳媽媽為什麼會來醫院。她說：「神有感動我，要把醫院對我們的慰問金再捐出來，可以幫助更有需要的人。」

我說：「這筆二萬九千多元的錢是醫院表示慰問的心意，妳真的要這樣做嗎？」

她說：「我確定要這樣做！」

於是我在彭小姐的陪同之下，帶著吳媽媽和她可愛的孫子，走到六樓的社會服務室，向社工師余小姐表明她們的來意。

吳媽媽從信封中拿出一張郵局的匯票交給我，我一看，面額是參萬元整。我跟吳媽媽說：「妳還倒貼喔！」

吳媽媽笑著說：「這是一點心意，希望醫院能繼續照顧癌末的病人。」

（註）引自《聖經．馬可福音》第十章

如何面對分離

人們絞盡腦汁想要減少悲傷的方法，
其實都經不起考驗。
我相信人是神所創造的，
神是設計者，
因此解決傷痛的方法，
唯有祂知道。

二〇〇九年九月七日星期一早上七點多，我在護理站看病歷，做查房前的準備。

忽然間，我看到一位前兩天剛住進病房的五十二歲腸癌末期彭先生，護理記錄上記載著病人自述：「我還有多久可活？我不要痛苦太久，我要讓孩子看到我最壞的樣子。」

彭先生和妻子一同哭泣，彭太太說：「他已有心理準備，要為孩子鋪好路，不要讓孩子傷心懷念太久，最近一直在扮演壞父親的角色，其實他的內心非常痛苦，因為他很愛孩子。」

他們夫妻的話，讓我怵目驚心，沒想到竟然有人用這樣的方式來面對死亡所帶來的別離。

查房後，我問住院醫師鄭先生：「你覺得有什麼方法可以減輕生離死別所帶來的悲

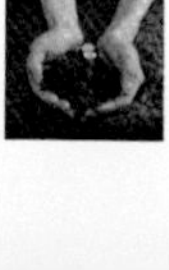

傷？」

他立刻回答說：「悲傷是必然的，只能面對它並接受它，應該是沒有什麼方法可以減輕才對！」

我說：「或許從人的眼光來看的確是如此。在社會上，大家會嘗試著用不同的方法試圖去減少、壓抑死亡所帶來的別離與傷痛，有人說當親人死亡時，絕對不能哭、不能掉眼淚，否則死者會捨不得、走不開，因此沒有辦法進入什麼極樂世界。這樣的理論是要泯滅人性，就像強迫一個剛剛跌倒撞到頭的小男生不能哭、命令一個被刀子割到手指頭的小女生不能掉眼淚，不僅很殘忍，對減少悲傷一點用處也沒有，只不過是讓死亡當下的場景弄得安靜一些罷了。」

有些人是刻意想要淡化、美化死亡所帶來的分離與傷痛，例如為死者辦一場粉紅色的夢幻告別式，大家講好了要用歡笑與歌聲來送某某人一程等等。

但這樣的方式也沒有用，因為當看似熱鬧歡樂的儀式結束了，生者反而會感到更大的失落與傷痛。前幾年兩位影星的女兒徐ＸＸ自殺身亡，巨大的悲傷在後來的日子爆發開來，造成夫妻失和，就是很典型的例子。

馬總統就任前，某位準備接掌要職的官員突然心臟病死亡，家人為他舉行了一場祝福他、不要有傷痛的告別式，結果在儀式結束後不久，她的妻子忍不住地抱怨說：「他怎麼這麼殘忍，一句話都沒說就走了！」這也是典型的例子。

人們絞盡腦汁想要減少悲傷的方法，其實都經不起考驗。我相信人是神所創造的，神是設計者，因此解決傷痛的方法，唯有祂知道。

就像目前電腦線上遊戲過關的秘訣，玩家們可能屢戰屢敗、屢敗屢戰後還是弄不清楚，但是我相信當初設計遊戲程式的人一定知道。

有福的男子

洪先生很用力、很認真地說出「謝謝媽媽」、「謝謝姊姊」。當他說完這幾個簡單的字之後，整個病房內的氣氛，忽然變得很溫暖。

洪先生，四十二歲，二〇〇五年六月被診斷出罹患末期肺癌。他一發病就很嚴重，癌細胞除了從左肺轉移到右肺之外，還侵犯心包膜，造成心包積水及心臟壓迫。當時的胸腔科醫師立即照會心臟外科的侯主任，為他做了心包膜切開術，將積水引流到左肋膜腔，以舒緩心臟所受的壓迫，隨後胸腔科醫師將洪先生轉給我，要我為他做全身性的化學治療。

經過了兩回合的治療，洪先生的病情有進步，呼吸困難的症狀也大幅改善了。由於住院的次數多了，大家也比較熟稔了，我發現他每次來住院都會穿T恤，而且上面都有電影廣告，像是什麼「明天過後」、「超人特攻隊」等等，尤其是「超人特攻隊」令人印象深刻，大紅色的T恤，上面印著幾個好笑、搞怪的超人圖案。

有一次早上查房時，我忍不住問他：「你哪來那麼多電影T恤呀！」

他回答說：「我的工作是電影放映師，天天都在看電影，那些T恤都是電影上檔時的宣傳品。」

我說：「你的工作很特別，我還沒遇過其他病人和你的職業一樣。工作的內容就是看電影，那一定很有趣吧！別人看個電影要花兩、三百元，你卻可以免費看電影，很不錯喔。」

他說：「再好看的電影，其實看一、兩次也就膩了，其他的時候，就只是工作。」

我繼續問他：「你怎麼會去當一名電影放映師呢？」

他說：「我很喜歡電影，從小就希望能進入電影圈，後來種種因緣際會以及朋友的介紹，成了放映師，也算是和電影這一行沾上邊了。」

到了二〇〇六年一月，我總共為他做了六次化學治療。每次住院，他都是一個人來。由於他的身體狀況還不錯，可以照顧自己，因此我從未問起他的家人。化療結束後，洪先生胸部X光上的腫瘤大致上都消失了，當然我知道像他這樣第四期的肺癌其實是不可能治癒的，早晚都會復發，因此我吩咐他每個月都要回腫瘤科的門診做追蹤。

到了五月，胸部X光檢查顯示他的病情開始惡化了，我建議他再接受第二線的化學治療，但是他拒絕了。七月二十四日星期一下午的門診時，洪先生癱坐在輪椅上，由姊姊推進來就醫。我嚇了一跳，他原先壯碩的身體變成了枯骨樣，不會說話，連右側肢體

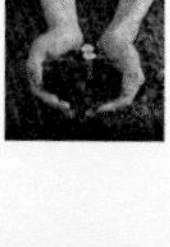

也癱瘓了，病情惡化的速度超出我的預期。

他姊姊說：「我弟弟已經很久都沒有回家，也沒有和家裡聯絡。前幾天他的朋友打電話給我，我立刻到他的住處看望他，結果他已經變成這樣。」

我見事態嚴重，但是當天7C病房全數客滿，因此我先開立了一張住院證給他。隔天早上，我排除萬難，硬擠出一張健保床收治他。住院後，我評估他的身體狀況太差了，因此決定用安寧療護的方式來照顧他，我心想他可能撐不了幾天了。

住院期間，洪先生七十二歲的媽媽，天天都來照顧他，幫他翻身、換衣服、擦身體、餵一點開水。雖然照顧得很疲憊，但她卻沒有一句抱怨的話。洪先生整天癱在病床上，幾乎無法進食，因此我給他打點滴。病房的安寧志工劉媽媽和邱媽媽天天都去探望他，為他禱告、唱詩歌，另外也安慰洪媽媽。

大約兩週之後，洪先生突然奇蹟似地開口說話，並且也可以稍微吃一點流質的食物，不過他仍舊是整天都癱在病床上。八月七日星期一早上查房時，我看到洪先生的精神特別好，於是我彎下腰、把頭湊到他的耳朵旁邊，跟他說：「洪先生，你真是一個有福氣的男人（他的名字中間是『福』字，最後是『男』字），雖然生了病，但是有媽媽、姊姊無怨無悔地照顧你，所以你應該要謝謝她們。」

洪先生點點頭，接著我又說：「現在你跟著我說『謝謝媽媽』、『謝謝姊姊』。」

洪先生很用力、很認真地說出「謝謝媽媽」、「謝謝姊姊」。

當他說完這幾個簡單的字之後，整個病房內的氣氛，忽然變得很溫暖，我看到媽媽和姊姊的眼眶都紅了。我伸手摸了他的臉龐，跟他說：「說得好！」洪先生不好意思地笑了一下。

這樣的場景讓我聯想到《聖經》裡有個浪子的比喻（註）。作父母的希望在外面流浪的子女能重新回到家中，同樣地，我們的天父神也希望他所造的兒女能歸回，於是天父差派他的獨生愛子耶穌，在十字架上流下贖罪的寶血，讓人們與天父之間重新搭起一座橋，使得我們可以歸回天家，投入天父的懷抱。我想，天父的心和洪媽媽的心一定是一樣的感受。

二〇〇六年八月八日星期二下午，洪先生在安寧志工劉媽媽和邱媽媽的陪伴下，在洪媽媽的見證下接受洗禮，成為基督徒，也正式成為天父神的兒女。接下來在病房的日子裡，我似乎就沒有聽過他再開口說話了，而洪媽媽仍然天天無微不至地照顧他。

（註）這個故事出自《聖經・路加福音》第十五章

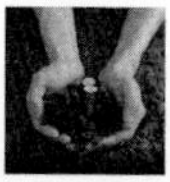

作夢的人

我們每一個人都一樣，
都有一顆很大、很大的心，
大到世界上的一切都拿來填也填不滿。
想要拿錢財、地位、學位、享樂、
藝術、音樂、哲學來將它填滿，
終究是會落空的。

徐女士，五十六歲，家住高雄。她在二〇〇三年十二月因為左側的腮腺腫瘤在高雄的醫院接受手術切除。

到了二〇〇四年七月，腫瘤復發了，因此醫師為她再度做了局部廣泛切除，不過手術傷到了左側的顏面神經，造成她嘴角歪斜、左眼無法完全閉合。

到了二〇〇六年七月，癌細胞轉移到左肺並引起大量肋膜積水，醫師為她做了胸水引流及肋膜硬化治療。

二〇〇六年九月十五日，徐女士第一次到腫瘤科門診就醫，由兩位子女陪伴，主要的問題是胃口不好、吃不下飯、拉肚子、心跳快、心悸、晚上睡不著、全身酸軟。我看過了她的病史之後，告訴她癌症已經進入末期，而且此種癌細胞並無特效藥，因此預後不佳。

她在腫瘤科門診看了三次，又在急診室看了兩次，仍有許多不適，因此我在九月二十六日安排她住院。

住院後，我用緩和醫療的方式來幫助她，另外也增加她左耳腫瘤的換藥次數。她跟我說：「我現在只有一個願望，那就是希望我左耳的腫瘤不會痛。」

在住院的過程中，我發現她非常敏感，對於任何藥物的更動都有意見。雖然我已經讓她的左耳不痛了，但是她還是常常跟護士說她不舒服，一下子是頭暈、一下子是心悸、一下子是噁心、一下子是睡不好、一下子又是全身無力、一下子是全身發熱。

我花了大約一個星期的時間，才把她諸多的症狀弄得稍微改善一點。她常常說：「我心中沒有什麼掛礙了，因為兒女們都長大成人，也都有不錯的工作了，只是我很捨不得他們。」

過了幾天，護理人員得知她的大兒子即將在高雄結婚，為了滿足她出席婚禮當主婚人的願望，我盡力地調整藥物，讓她在十月十二日出院，希望她能順利地在十月十五日參加婚禮。

十月二十日回診時，我原本想她完成心願之後，心情應該會好一點，沒想到她仍然是愁容滿面，仍然有許多不適的主訴。三天後，徐女士再度出現食慾不振、噁心及腫瘤疼痛的症狀，因此我再度收治她住院。

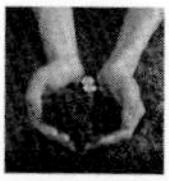

住院後，她仍舊是抱怨不斷，例如「打完點滴之後，手指頭就會腫脹不適」、「每天身體都覺得熱熱的，不舒服」、「整天都沒力氣，覺得虛弱」……。天天聽她這麼多非特異性的抱怨，實在讓我為她心急，因此有一次在查房時，我打斷她的抱怨，然後在床旁櫃上，隨手拿著一個裝有半瓶水的保特瓶，問她說：「你覺得這個瓶子裡面有多少水？是『只剩半瓶水』，或是『還有半瓶水』呢？」

徐女士想了一下，說：「只剩半瓶水！」

我說：「同樣是半瓶水，悲觀的人認為『只剩半瓶水』，但樂觀的人卻認為『還有半瓶水』。你的眼睛仍然能看見、耳朵能聽見、雙手能拿東西、雙腳還能走路、舌頭能說話、嘴巴能吃東西；所以你『還有半瓶水』。」

聽了我的話，徐女士又想了一下，說：「可是……」我沒等她講完話，就回答說：「不要再『可是』了！」

隔天早上查房時，我發現他剛結婚的大兒子接連照顧她好幾天，令我覺得很好奇，難道他不用上班嗎？一問之下，原來是他向公司請了三個月的長假，打算好好照顧媽媽。知道這樣的事，於是我跟徐女士說：「新婚的兒子特地請假來照顧妳，這下子你總會高興了吧！」

沒想到她竟回答說：「這樣當然很高興，不過我會擔心請假會不會影響他的前途，也擔心他三個月的假用完之後，如果我還沒走，那要怎麼辦？」

我一面聽她的抱怨，一面看到床旁櫃上的幾本書，有《最後十四堂課》、《死亡的藝術》等，於是我跟他大兒子說：「你看了這麼多書，有沒有把心得跟你媽媽說呢？」

他說：「我有跟她講，但是她聽完之後，剛開始會覺得有道理，但過不了多久，就會又『可是』、『可是』了！」

又過了幾天，徐女士很高興地跟我說：「過幾天，我兒子們要帶我去旅行喔！」

十一月七日早上要出院時，我跟她說：「根據我對妳的認識，我大膽地預測，妳去旅遊之後，剛開始會很高興，但過不了幾天，妳就會再度覺得虛空、愁煩，而且是無止境地！」

她回答說：「我也覺得會是那樣，但還能怎麼辦呢？」

查房後，我跟臨床助理鄭小姐說：「徐女士真像是聖經中所說的『作夢的人』。」

什麼是：「作夢的人」？就是「又必像飢餓的人夢中吃飯，醒了仍覺腹空；或像口渴的人夢中喝水，醒了仍覺發昏，心裡想喝。」（註1）其實徐女士和我們每一個人都一樣，都有一顆很大、很大的心，大到世界上的一切都拿來填，也填不滿。為什麼人的心會是這樣呢？

答案就是：「神造萬物，各按其時成為美好，又將永生（永遠）安置在世人心裡。」（註2）

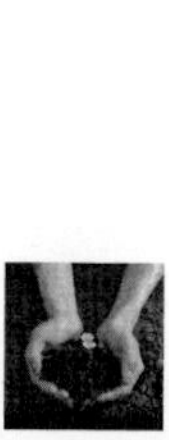

人是神創造的，在人的心中有一個空缺，就是必須用神所賜的永生（永遠）才能填滿。也就是只有神本身才能填滿那個空缺。

不明白這個道理的人，想要拿錢財、地位、學位、享樂、藝術、音樂、哲學來將它填滿，不過終究是會落空的。

當這個神所造的特殊空缺被填滿時，人們才能感受到真正的滿足，否則就只是作夢時吃飯、喝水的人。耶穌知道人們的需要，因此祂說：「我將這些事告訴你們，是要叫你們在我裡面有平安。在世上，你們有苦難；但你們可以放心，我已經勝了世界。」（註3）

我真希望徐女士能明白上述的道裡，否則就算再完成一百個心願，到最後還是虛空的。

（註1）引自《聖經・以賽亞書》第十九章

（註2）引自《聖經・傳道書》第三章

（註3）引自《聖經・約翰福音》第十六章

快快地聽

以前的我，一定聽不下如此冗長的說明，
因為我一定會立刻論斷家屬：
「這麼囉唆，浪費我寶貴的時間」。
但如果我不先「快快地聽」，
我就無法體會、明白家屬的緊張，
當然也就不會知道藥物過敏的事。

二〇〇七年七月十四日星期六，我在醫院值班，從早上十點到下午兩點，已經接了六、七個新病人，非常忙碌。

下午三點多，一位8C病房的護理師跟我說：「一位身上放著暫時性心臟節律器的老婦人，照顧她的看護說她今天的尿量很少，不曉得是什麼問題？要不要打利尿劑？」於是我立刻去看這位老太太。

老太太年紀很大，應該有九十歲了，虛弱地躺在病床上，右側的脖子上面插著一根心臟節律器的導管。我為她做了簡單的身體檢查，發現她尿管裡面的尿液外觀非常渾濁，因此初步懷疑她罹患了膀胱炎，有一點發燒，造成水分的蒸發，當然尿量會減少。

我問了照顧她的護士，知道原先的主治醫師，已經開立針劑抗生素，於是我交代看護，要多餵一些開水，小便的量應該就會增加了。忙碌的值班時間過得很快，到了晚上

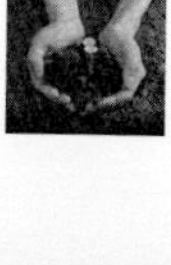

十一點，我的手機響了，是內科值班負責8C病房的臨床助理打來的。

在電話裡她說：「那位老婦人的女兒來探病，一直問為何老婦人的尿量會明顯減少？

我替她照了胸部的X光片，發現並沒有液體排不出去而引起急性肺水腫或肋膜積液的現象，我也沖過老婦人的尿管，尿管是通暢的。但是他女兒還是不斷地追問為何尿量會減少？我不知道該如何回答她！」

聽完電話，我深吸了一口氣，冷靜一下。如果是以前，我一定會覺得不爽，覺得家屬很挑剔，明明下午我已經去看過了，這麼晚了，值班人員都兵疲馬困了，這時候還要來吹毛求疵。還好最近我和團契裡的同事，都在學習『不要論斷』的功課，於是提醒自己先放下那些論斷的想法，再看看究竟是怎麼回事。

到了護理站，我再度審視老婦人的病歷，發現她已經有明顯的發燒，然後我進到病房，老婦人的女兒立刻問我：「為什麼媽媽的尿液量會減少？」

我心裡想：「我當了將近二十年醫生，好像從來沒有任何家屬會因尿液量多一點、少一點而向醫生質問，況且幾個小時的變化，也不能完全反映一整天的狀況呀！」

不過我還是試著不去論斷，耐著性子跟她解釋說：「妳媽媽應該是尿路感染引起發燒，造成水分蒸發加速，所以尿液量會減少。」

她聽完立刻接著說：「今年五月十八號，我媽媽也有類似的情形。」

我心想：「今天是七月十四日，而妳打算從五月十八日開始講起喔！那要講到什麼時候呀？」原先不耐煩的情緒即將要爆發。

但這個時候心中有一個聲音說：「你應該遵照聖經中的教導去做！」這個教導就是：「你們各人要快快地聽，慢慢地說，慢慢地動怒。」（註）

我強壓下想要論斷她「很囉唆、很浪費時間」的念頭，繼續專心地聽她說：「那時候媽媽的尿液量明顯減少，我帶他到一所泌尿科診所求醫，醫生說是膀胱發炎，開了幾天藥吃，結果情形並沒有改善。我再度掛門診，醫生要我多餵開水，沒想到媽媽因為心臟跳得比常人慢很多，無法處理過多的水分，引發急性肺水腫，造成呼吸衰竭，緊急插管，送到你們的加護病房，情況很危急。」

我聽了，心想：「原來如此，剛剛差一點就錯怪她了！」

她繼續說：「在加護病房中，醫生為她裝上了暫時性的心臟節律器，心臟的功能才恢復過來。不幸的是，醫生為我媽媽施打抗生素，結果卻引發嚴重的過敏反應，老人家被折騰得很難過，醫生為她更動了抗生素，才穩定下來。當時的醫生有把過敏的藥物名稱記錄在病歷中。所以媽媽今天的尿液量減少，我才會很擔心！」

聽完她詳細的描述，我心想：「還好剛剛沒有錯怪她！她這麼仔細地記錄媽媽的就

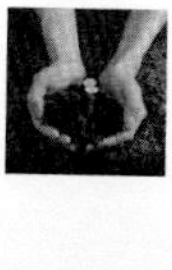

醫情形，日期、用藥、反應都清清楚楚，太難得了，而且她的緊張還真有道理呢！」於是我詳詳細細的把我對老婦人的病況評估說給她聽，也告訴她媽媽並沒有心臟積水的現象，而且暫時性心臟節律器的功能也是正常的，請她不必擔心。

回到護理站，我再度翻開老婦人的病歷夾，發現體溫已經升高到三十九度。再仔細看，有一張尿液培養的報告，顯示老婦人的尿液中有大量的綠膿桿菌。我原先直覺地想要將原先的抗生素，換成可以對抗綠膿桿菌的必達黴素，不過立刻想到她女兒剛剛的一番說明，我翻開老婦人上次住院的病程記錄，特別留意當時醫生記錄有關藥物過敏的情形，好巧不巧引發嚴重過敏的藥物，就是我原先想要用的必達黴素。

我心想：「好險，還好剛剛有專心聽她講！否則第二次使用會引發過敏的藥物，病情可能會比第一次嚴重。」

於是我開立另一類抗生素，然後再度走到老婦人的房間，跟她女兒說明醫生已經更換了適當的抗生素，並且交代照顧的外勞，每小時餵食五十公撮的開水給老婦人。交代完了，我看到老婦人女兒的臉上，有著一種放心的神情。

隔天星期日早上七點多，我再度去看這位老婦人，沒看到她女兒，只有外勞在場，我一看尿管，裡面有數百公撮清澈的尿液，老婦人的發燒也改善了，外勞正從鼻胃管餵她喝牛奶。

就在這時候，老太太竟然對我笑了一下，還說了聲：「早！」我好高興，值班的疲倦頓時消退了，一來是老太太的狀況有改善，二來是聖經中的法則果然有效。

以前的我，一定聽不下如此冗長的說明，因為我會立刻論斷家屬「這麼囉唆，浪費我寶貴的時間」，我會打斷家屬的說話，心裡也會不高興。

但事實的真相是，家屬很想把以前所得到的資訊告訴我，如果我不先「快快地聽」，我就無法體會、明白家屬的緊張，當然也就不會知道藥物過敏的事。說不定因為如此，再度投用相同的藥物，引發致命性的過敏反應，那就麻煩大了！

感謝主，適時地停醒我，免於犯錯。

（註）引自《聖經．雅各書》第一章

我尊重你的選擇

讓別人做選擇，
並尊重他的選擇
是一種冒險，
因為他可能違背你的期待；
可是如果沒有選擇、不能選擇，
那就什麼都不是了。

二〇〇八年十二月十四日星期天晚上在家裡，手機響了，是急診室的臨床助理打來的，大意是說有一位六十九歲的病患C先生，罹患直腸癌導致腸阻塞，目前無法進食、腹痛難耐，希望能住院。

說實話，我不太喜歡在假日收治病人，因為我無法親自看到病患，因此醫療決定的變數多、麻煩也多，於是我跟急診室的助理說：「既然是直腸癌導致腸阻塞的病人，為何不由大腸直腸外科的醫師收治呢？因為不管是要做腫瘤切除或是大腸造口減壓術，都是外科醫師才能做呀，為什麼要找我收呢？」

急診室臨床助理回答說：「病患在半年前就在本院的大腸直腸外科門診看過，沈醫師查出他罹患直腸癌合併大腸癌，當時就勸他開刀，但是他拒絕。後來他又到林口長庚醫院和台北的馬偕醫院尋求其他意見，醫師也都建議他開刀，可是他都拒絕。剛剛我們也跟本院的沈醫師通過電話，沈醫師說既然病人不願開刀，住在外科病房也沒有意思，還是請韋醫師收他住院！」

扯了一大堆，反正最後還是要我收就對了，那就收吧！隔天星期一早上七點，我循往例到醫院看病人，一進護理站，就發現大腸直腸外科的沈醫師，就坐在病歷桌前寫病歷。

我問她為何來7C病房，她說：「我來看C先生，他的肚子很脹、會痛，我勸他做腸道的造口術來緩解症狀，可是他還是拒絕，我也沒辦法！」

有了這麼多資訊，我很納悶，是什麼樣的病人會如此頑固呢？寧願腹脹、肚子痛，也不願意接受手術？

晨會結束後九點多，我開始查房。看到C先生時，我發現他身形消瘦、腹脹如鼓，另外還有明顯的腹痛。

我心想：「接受造口減壓手術對他而言是最理想的醫療照顧。既然先前許多醫師都勸不動他，我一定要用不同的方式來跟他談，否則結局一定也是被他拒絕。」

我見到C先生，就態度從容地說：「C先生，我先聲明一件事，我一定不會強迫你做任何事。你罹患癌症的狀況，經過好幾家醫院的檢查，想必你應該清楚。我現在把狀況分析給你聽，你的腸癌已經是末期，無論如何是治不好的，也就是說你會死於這個

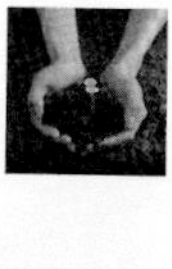

病，但是這並不代表醫療就幫不上忙。癌症能夠根治，那當然很好，就好像是學生參加聯考可以考上第一志願，可是能夠考上第一志願的人畢竟是少數，其他學生也可以選擇第二、第三志願。」

C先生沒有什麼反應，我就繼續說明：「你的病情已經無法填到第一志願，但是還可以選填其他志願呀！你現在可以有兩個選擇，第一個選擇是繼續堅持現況、不開刀，好處是你不必忍受開刀的疼痛不適，不必冒著麻醉所可能帶來的危險；壞處是你必須忍受腹脹、腹痛、無法進食，直到你死亡。」

說完第一個選擇，我接著說：「第二個選擇是接受沈醫師的建議做造口減壓術，壞處是你必需忍受開刀的疼痛不適，以及冒著麻醉所可能帶來的危險。好處是你不必繼續忍受腹脹、腹痛、無法進食，當然最後你還是會死亡。不論你選擇哪一種，我都會繼續照顧你。我把選擇的權利給你，我也會尊重你的選擇。」

自由意志是神賜給人一項最寶貴的禮物，《聖經》裡記載人類是神所造的（註），祂可以把人造成只會聽命行事、完全按照神規則行事的機械人，但是祂並沒有這樣做，祂決定要按著祂的形象和樣式來造人。

神既然把完全的自由意志賜給祂所造的人類，就是要讓人類可以自己決定要不要聽從祂的命令、遵守祂的法則。神之所以這樣做，其實是表明祂對人類的愛。因為沒有自由意志，就沒有愛。

大約過了三十分鐘，C先生的妹妹趕來護理站找我，跟我說他哥哥已經決定要接受手術了，我為他做了明智的決定而感到高興。

讓別人做選擇並尊重他的選擇是一種冒險，因為他可能違背你的期待；可是如果沒有選擇、不能選擇，那就什麼都不是了，我想我越來越明白神的心意了。

（註）人是怎麼被的？記載於《聖經．創世紀》第二章

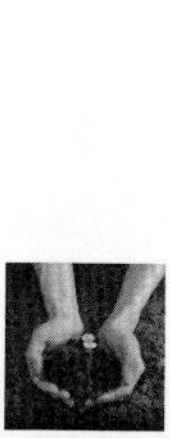

更高的意念

但是神並沒有照著我的意思，
反而是讓她結束了生命，
剛開始我很失望，也有點錯愕。
不過當我用神的角度來看這件事時，
我才明白原來神的安排，
是讓這人息了地上的勞苦。

二〇〇六年十一月十三日星期五下午，是我看門診的時段，到了三點多，急診室的林醫師打電話來，說有一位八十多歲的彭姓老婦人，先前是我的老病患，因為發生上消化道大出血，造成休克，目前正在急救，而且因為院內的加護病房滿床，非常棘手，因此要我到急診室協助，看要如何處理。

接完電話後，我心想這下麻煩大了！於是在看診告一段落之後，立刻到急診室，看到彭姓老婦人在急救室，臉色蒼白，一面在接受輸血治療，一面還在吐鮮血。

雖然加護病房全部滿床，但是由於她的生命徵象不穩，又是我的老病人，於情、於理都不應該將她轉院，因此唯一的做法，便是希望她的出血能夠止住，生命徵象能回穩，然後收治到一般病房。

於是我一方面請急診室的醫護人員繼續幫她輸血，另一方面也趕快打電話給院內的腸胃科醫師，拜託他們能夠緊急為她做胃鏡看能不能止血，當然我也對家屬說明危急的狀況。打點了一下之後，我回到診間繼續看門診。

大約一個鐘頭後，診間電話響起，是腸胃科的孫醫師從胃鏡室打來的，她說：「病人的狀況很差，做胃鏡恐怕有危險，而且旁邊有五、六位焦急的家屬，所以……」

我一聽孫醫師的話，心想：「病況如此不佳，而又必須做胃鏡檢查，勢必得禱告求神幫助了！」

我在電話中跟孫醫師說：「院內的加護病房全部滿床，一定先做胃鏡止血，否則是死路一條。請你等一下，我現在立刻就到胃鏡室，我們一起禱告，求神幫助。」

掛完電話後，我立刻向診間內的病人告退，三步併做兩步地來到了胃鏡室裡面，看到彭女士臉色蒼白，不斷地呻吟，雖然血壓的收縮壓有一百一十，但是整體狀況看起來極差，難怪醫師不敢跟她做胃鏡。

我跟彭女士的一個兒子、兩個女兒與兩個媳婦說：「媽媽的狀況極差，再加上她原先就有心臟病、肝硬化、慢性白血病，如果不緊急做胃鏡，那麼就別無他法可用。如果做胃鏡，雖然也有風險，有可能在做檢查的過程中發生心肺衰竭，但多少有一點機會。我是一位基督徒，我為她禱告，求神來幫助她度過難關，可以嗎？」

結果所有的家屬都點頭同意，於是大家圍在彭女士身邊，包括孫醫師和胃鏡室的技

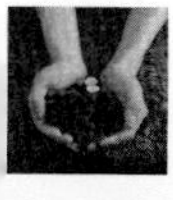

術員，我開口為她禱告，求神幫助她度過難關。

簡短的禱告之後，孫醫師開始為她做胃鏡，我則是輕輕拍著彭女士的背，安慰她，也繼續為她禱告。過了幾分鐘，螢幕上只見到血海一片，並沒有看到確定的出血點，只有一處略微突出的食道靜脈曲張，於是孫醫師把胃鏡退出來，打算用其他器械去做靜脈曲張的結紮術。

就在胃鏡的管子離開彭女士的嘴巴時，孫醫師發現彭女士似乎睡著了，沒有呼吸，於是她出聲叫了一下彭女士。我也看見她像是睡著了，面容安詳，但就是沒有呼吸。

幾秒鐘之後，彭女士仍然沒有呼吸，於是我宣布進行急救，順利地進行氣管插管並給與氧氣之後，大夥兒將她推回急診室的急救室。

我一方面請急診室的林醫師繼續為她進行心肺復甦術，一方面也跟彭女士的家屬說：「剛剛在做完胃鏡後，彭女士停止呼吸，於是我們為她插管急救，我們會繼續急救二十分鐘，如果生命徵象有回來，就會收治她；如果沒有效，可能就要請家屬帶回家，讓她最後一口氣能回到家。」

由於我先前已經照顧過彭女士有一年之久，家屬們很信任我，因此他們雖然傷心，但也相信醫護人員已經盡了最大的努力了，於是他們同意了我當下的提議。安頓好家屬之後，我再度回到診間，忍耐地把剩下的病人給看完。

到了傍晚六點二十分，診間的病人看完了，電話也響了，急診室的助理跟我說急救無效，家屬已經把彭女士帶回家了。

我拖著疲憊的身軀回到7C病房，處理了一些事之後，準備回家。路過一樓的商店街，我買了十個鍋貼和一碗湯，就在旁邊的餐桌用餐。

吃完後，正好遇到孫醫師，她也正好買完晚餐，於是我說：「我不知道你對剛剛的場景有什麼感想，我原先期望神能幫助她度過危險、活得更久，但是神並沒有照著我的意思，反而是讓她結束了生命。剛開始我很失望，也有點錯愕，不過當我用神的角度來看這件事時，我才明白原來神的安排，是讓這位老婦人息了地上的勞苦。」

「《聖經》裡記載：『耶和華說：天怎樣高過地，照樣，我的道路高過你們的道路；我的意念高過你們的意念。』（註）彭老太太已經八十多歲了，整天都還在為兒女、甚至於是為孫子操心，心臟不好、隨便動一動就會喘，她還得要在廚房工作，甚至是坐在輪椅上煮菜，真是太辛苦了。雖然神沒有照著我的禱告來做，但我相信神有祂更好的安排。」

聽完了我的陳述，孫醫師也同意掌管生死的是神，不是醫師，只要盡了力，其餘的交給神。星期六早上，我仍按往例到病房工作。接近十點時，彭女士的三媳婦拿資料來，請我開立死亡診斷書。

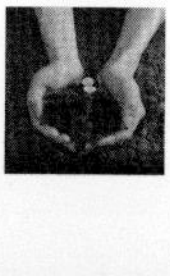

我隨口問：「你婆婆回到家之後呢？」

她說：「很安詳，像睡著一樣！」

我驚訝地回答說：「真的嗎？」因為我原先以為她經過幾十分鐘的急救之後，外觀上一定會有所改變。

三媳婦接著說：「看到她面容安詳，家人都感到很安慰，只有我公公一直說她過世時兩手空空，沒有握著錢，覺得很遺憾。」

我告訴她：「你回去一定要跟妳公公講，神把彭女士接走，用大家都看得到的安詳面容來表明祂所賜下的平安，這就是最大的祝福了，至於手中有沒有錢並不重要！」她回答說：「我會的。」

最後，我拿了一本《醫生也醫死》送給她，希望神能透過這本書，將生命的智慧帶給她們全家族。

（註）引自《聖經・以賽亞書》第十五章

將軍的眼淚

當一個人願意接受耶穌，
他就取得的了天國的簽證。
當你拿到了天國的簽證，
就不必天天在擔心
肉體的死亡何時會來到。

金先生，九十一歲，過去身體一向硬朗，沒想到在二〇〇六年五月初，他發現左側的頸部有急速長大的腫塊，於是他到本院的胸腔科就醫，隨後被收治到胸腔外科病房。柯醫師為他做了切片，證實是左側肺癌合併左頸淋巴結轉移及氣管壓迫，於是寫了張會診單給我。

我到床邊去看金先生，發現他的左頸部有一個直徑超過八公分的硬塊，聲音沙啞，說話困難，呼吸也顯得很費力，病況十分危急，立即和他的家人商量，決定拚一拚，迅速地將他轉至7C病房，隔天便投予全身性的化學治療。幾天之後，金先生脖子上的腫塊略有消退，他自己也覺得脖子變鬆了，很高興。

沒想到好景不長，過了十來天，腫瘤又長回來了。金先生的兒子們希望能繼續做化學治療，但我則是持保留的態度，因為畢竟是九十多歲的老人了，能不能再一次承受化

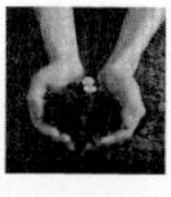

學治療的副作用也很難講，大家最後商量的結果，是讓他使用口服抗癌藥。

沒想到經過一週之後，金先生的病情再度有起色，不僅呼吸困難的程度減輕了，連胃口也變好了，於是我在六月下旬讓他出院，回家休養。

出院之後，金先生每隔一週就回診。由於病情有改善，精神也很好，於是我藉著門診時間和他聊了幾次，才知道他原來是位將軍，官拜中將，從總統府參軍的職位上退役。老家在雲南。

後來的幾次門診，我都稱呼他為金將軍，他樂得很。我主動和他聊到一些老蔣、小蔣的事，金將軍精神為之一振，對蔣家的崇敬之情溢於言表。

有一次他的兒子跟我偷偷地說：「我父親是標準的『深藍』份子，如果有人在他面前批評蔣家的不是，他可是會跟那個人拚命的！」

我聽了笑一笑，心想：「這個時代要找到如此忠黨愛國的人大概不容易了。」

七月二十八日星期五下午，金將軍回來看門診，我替他照了一張胸部的X光片，發現腫瘤有縮小，因此我要他繼續服用抗癌藥。沒想到隔天週六，急診室就跟我通報，說他再度發生左頸腫脹、呼吸困難，家屬要求能夠住院，於是我再度安排他住到7C病房。

七月三十一日星期一上午查房時，我發現他左頸的腫瘤的確變大了。我一方面開立抗發炎藥及類固醇，一方面也覺得納悶，為何他的病情會突然惡化。身旁的看護偷偷跟我說，前兩天金先生跟她說：「我是不是活不久了？」她回答說：「不會的啦！」。經過了幾天的治療，金先生的病情再度有改善。

八月三日早上查房時，我看他精神很好，我心想：「該是提醒他要學習面對死亡的時刻了！」於是我笑著跟他說：「金將軍呀，你打算活幾歲才夠呢？」

他笑著指指上面說：「那得看神怎麼說！」

我說：「有道理，因為《聖經》裡說『凡事都有定時，天下萬務都有定時。生有時，死有時；栽種有時，拔出所栽種的也有時。』(註1)一個人什麼時候生，什麼時候死，的確不是我們能決定的，那是神管的。我們都希望以後能進天國，但問題是該怎麼做才能進去。這就像是你有一天要去美國，如果沒有辦好簽證，那麼你一定會在美國海關被攔下而進不去。同樣的道裡，如果我們想要進天國，也必須拿到天國的簽證。《聖經》裡說：『神愛世人，甚至將祂的獨生子賜給他們，叫一切信祂的，不至滅亡，反得永生。』(註2)也就是說，當一個人願意接受耶穌，他就取得了天國的簽證。當你拿到了天國的簽證，就不必天天在擔心肉體的死亡何時會來到。」

聽完了我的說明，金將軍突然眼睛為之一亮，說：「我想起來了，我六歲時，在北京東郊民巷的天主堂，有一位神父為我施行過洗禮。」

我說：「對呀，天主教的天主和基督教的神是同一位，是我們生命的源頭，也就是

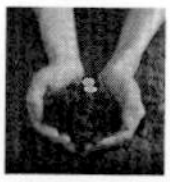

天上的父親。祂愛我們，雖然你已經九十幾歲了，祂還是愛你。」

於是我徵得金將軍的同意，在他的耳朵旁為他做祝福的禱告，我求天父賜下恩典，幫助他度過在世上的每一天，告訴他不用害怕去面對死亡，因為天父已經把永生，藉著耶穌十架寶血的救贖，賜給我們了。

我還提醒他在接下來的日子要認真地為神而活，要努力地將天父的祝福介紹給他的兒子、媳婦、女兒、女婿、子子孫孫，好讓他們都能得到天父所賜的永生，以後大家在天國團聚，永遠都不必再分開了。

禱告結束後，沒想到金將軍竟然像個孩子般地哭了起來，於是我用雙手抱著他，經過了一、二十秒，他才止住哭泣，用沙啞的聲音跟我說：「這是我這輩子第一次在別人面前哭，很不好意思！」

我回答說：「你在神的面前哭泣沒什麼不對、也沒什麼好丟臉的，這就像是一個孩子在父親面前，用眼淚來宣洩情感，是很自然的。」

聽了我的話，金將軍破啼為笑並說：「韋醫師，你不僅治我的病，還醫我的心。」

我回答說：「對呀，因為《聖經》裡的〈箴言〉說『喜樂的心乃是良藥，憂傷的靈使骨枯乾。』(註3)這句金句掛在病房通往磐石園的走廊牆上，你白天有空時可以多看看。」

他說：「我的眼睛已經老花了，看不清楚。」

我說：「這沒關係，你可以請你的看護念給你聽，她還年輕，眼力好得很。」金將軍很高興地點點頭。

人的眼淚，成分並沒什麼特別，但裡面卻有著無法測量的強烈情感，難怪連神都這麼重視這種透明的液體。

我感謝神讓我有機會，能幫助他恢復和天父之間的關係，我也求神能擦去金將軍不易輕彈的眼淚。

（註1）引自《聖經・傳道書》第三章

（註2）引自《聖經・約翰福音》第三章

（註3）引自《聖經・箴言》第十七章

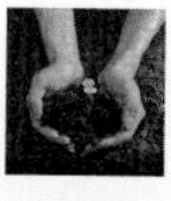

該死的舌頭

還好神疼惜林小姐，
在她生命快要結束時，
派了一位基督徒看護來照顧她，
她唱詩歌給她聽、為她禱告、
把神疼愛世人的福音傳給她聽，
使得林小姐的靈魂得以突破死亡。

二〇〇六年十月十一日星期三早上，我從急診室收治了一位只有三十九歲的腦癌末期病人。林小姐從二十年前就罹患癲癇，一直在台北某醫學中心就醫，病情控制得還算穩定。

到了今年五月，林小姐癲癇發作的頻率和持續的時間都越來越嚴重，因此醫師為她做了腦部的核磁共振攝影，發現右側大腦有腫瘤，於是醫師為她做了手術切除，結果證實是惡性腦癌。今年六月，醫師為她做大腦積水的引流時，她突然出現呼吸困難的現象，醫師緊急為她做了氣管切開術，才保住一命。

在隨後兩個月當中，她因為家住新竹，因此被轉診到本院的放射腫瘤科，接受腦部的放射治療，不過她的病情仍然持續惡化，最後終於在今天被收治到7C病房。

當我第一次看到林小姐時，她躺在病床上，身上有鼻胃管、導尿管、點滴管和氣切管，右側的肢體斷斷續續地出現抽搐的症狀，意識的清醒度大約只有正常人的三分之一。還好她的看護是一位認真、負責的基督徒，把林小姐照顧得很好，身上並沒有褥瘡。

過了十來天，我每天早上查房時都只有遇見她的看護，從沒見過她的家人。有一天早上我在翻閱病人的護理記錄時，發現照顧她的林姓護理師記錄了一段看護阿姨所說的話：「林小姐小時候，媽媽帶她到附近的廟宇算命，結果算命的說林小姐的生辰八字很不好，會剋媽媽，意思是說如果林小姐的命很好，那麼媽媽就會早死。現在林小姐生病了，媽媽就不會被剋了，其他家人的健康就不會有什麼問題了。算命的還說林小姐不能穿紅衣，否則會倒楣，所以她一輩子都沒有穿過紅色的衣服。由於家人都深信算命的話，認為她會帶衰全家，因此已經有好一陣子不曾來看她了。」

知道這樣的事，讓我很生氣。那位算命人只憑著舌頭所說出的幾句話，不僅破壞了林小姐和家人的關係，還間接地不准她結婚。在台灣的社會中，一個要結婚的女子有可能不穿任何一件代表喜氣的紅色衣物嗎？有哪一位丈夫或婆婆會容許這樣的事？難怪林小姐始終沒有結婚，因為她聽信了算命的話，根本不能穿紅衣呀！

《聖經》裡說：「看哪，船隻雖然甚大，又被大風催逼，只用小小的舵，就隨著掌舵的意思轉動。這樣，舌頭在百體裡也是最小的，卻能說大話。看哪，最小的火能點著最大

的樹林。舌頭就是火，在我們百體中，舌頭是個罪惡的世界，能污穢全身，也能把生命的輪子點起來，並且是從地獄裡點著的。」（註1）毫無疑問地，林小姐是被算命先生口中的小小舌頭給害慘了。

還好神疼惜林小姐，在她生命快要結束的時候，派了一位基督徒看護來照顧她，她唱詩歌給她聽、為她禱告、把神疼愛世人的福音傳給她聽，使得林小姐前幾天在病床上接受洗禮，成為神的兒女，靈魂得以突破死亡。

十月二十三日早上查房時，我當著那位看護的面，對林小姐說：「你雖然被害得很慘，但我求天父神用加倍的恩典賜給妳，把永生和世人所奪不走的平安賜給妳，以彌補妳所失去的。」聽了我的話，那位看護不住地點頭，表示贊同。

唉！言語真的是很重要啊，難怪《聖經》裡說：「生死在舌頭的權下。」（註2）在〈雅各書〉第一章也說：「若有人自以為虔誠，卻不勒住他的舌頭，反欺哄自己的心，這人的虔誠是虛的。」（註3）

我想聖經中的這些提醒，應該不只是警戒以算命為職業的人，而是我們每一個人都應該要隨時注意，留意自己的舌頭。

（註1）引自《聖經．雅各書》第三章

（註2）引自《聖經．箴言》第十八章

（註3）引自《聖經．雅各書》第一章

誰該做這件事？

天國的權柄和世界的相反，
是將金字塔翻過來的，
為首的人其實就是眾人的僕人，
別人不想做、不要做的，
就是我該做的！

二〇〇八年九月二十三日星期二下午，急診室跟我要了一張床，說是有一位鼻咽癌末期合併腫瘤大出血的病患想要住到7C病房來。我當下立刻就拒絕了，因為病房並沒有能力處理病患頭頸部的出血。

我請急診室的助理建議家屬，把病人轉回原先治療鼻咽癌的醫學中心，然後我就把電話掛掉了，心想：「這樣的病患像是個不定時炸彈，並非7C病房所能處理，轉回原先的醫學中心才是對的！」

沒想到幾分鐘之後，急診室的臨床助理又再來電說：「那位病人的家屬知道病患已經是癌症末期，他們家住湖口，不想再到台北奔波了，如果再發生大出血或是有其他問題，他們也可以接受，並且已經填立了『臨終時不要急救』的聲明書，希望韋醫師能夠收治他的弟弟。」聽完這樣的陳述，我還能說什麼呢？只好簽了一張床給他。

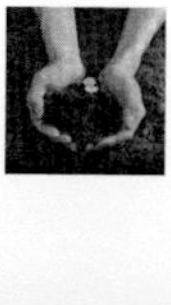

中午時分，病患躺在推床上被送到單人房。專科護理師鄭小姐看過病人之後，向我回報病況。於是我到病房探視這位三十多歲的病患，只見他的脖子被一大堆紗布所包覆，下方有一個氣切口，陣陣惡臭從傷口襲來，一旁的照顧者是病患K先生的哥哥，於是我指示鄭小姐開立了必要的醫囑，就離開病房了。

星期三早上，查房來到K先生的床位，還沒進房門，在門口就聞到強烈的腐臭味，大家硬著頭皮走進去，發現許多褐色的汁液混著從氣切開口噴出的痰液，沾滿K先生的紗布和前胸，真是可怕的景象。

我詢問K先生的哥哥有關他前一晚上的狀況，例如鼻胃管餵食、大小便等情形，正要離去時，鄭小姐問說：「韋醫師，他的傷口能換藥嗎？」我明白了，原來護理同仁根本就不敢動他的傷口也不敢換藥，害怕引起大出血，難怪會那麼臭。

我跟鄭小姐說：「我馬上要去看當天的門診，等下午我看完門診之後，我再來換藥。」

下午兩點多，我在護理師邱小姐的陪同下，到了K先生的床旁，準備為他換藥。難以形容的惡臭從房門口到病床前，比昨天更臭，K先生的哥哥和邱小姐都戴上了口罩，我則沒有戴，那是我多年來的堅持，表示對病患的尊重。當然那是我個人的作法，我並不反對其他醫護同仁配戴口罩。

當我戴上手套，小心翼翼地將K先生脖子上所有的紗布都移除後，我看到了一處我行醫二十年從未見過的腐敗傷口，腐肉和膿液佈滿他的兩側下巴，黏稠的痰液從他右側的脖子隨著咳嗽的動作噴出來，兩側脖子的下半部皮膚完全喪失，因此兩條解剖學上稱之為『胸鎖乳突肌』的肌肉和甲狀腺附近的肌肉，活生生地暴露在外面，我真的沒有見過如此可怕的傷口，不過我既然答應收治他，硬著頭皮，也得做下去，於是我內心向神禱告，求祂給我智慧，讓我知道如何做起。

於是我要邱小姐先替K先生打一劑強烈的止痛劑、用加了雙氧水的優碘藥水清理腐敗的組織、用剪刀和鑷子修剪腐肉、將浸滿膿液的氣切管固定帶剪掉。

我一邊做，神一邊賜給我靈感，他讓我想到用病房常備的凡士林紗布充當人工皮膚，可以覆蓋在皮膚缺損的肌肉上面，不僅可以減少摩擦所引起的劇痛，被痰液噴髒了還可以用衛生紙擦拭。

我用病房拿來整理文件的黑色帶子當作氣切管的固定帶，兩端用燕尾夾夾住固定，方便弄髒時可以更換，以取代一條將近二百元、病家必須自費購買的制式固定帶；最後，我用一整塊的腹敷帶，折成長條狀，從他的脖子往上繞，然後用燕尾夾和黑色的繩子固定在頭頂上，免得用許多膠帶黏貼，下一次要換藥時又必須撕開膠帶，造成皮膚的疼痛。

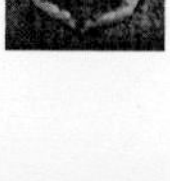

整個換藥的過程有邱小姐的協助，進行得相當順利，傷口也沒有大出血，感謝主！當我回到護理站，洗完雙手之後，就去看其他病人了。經過了這樣的換藥，K先生門口的臭味大約減少了三分之一。

隔天早上七點多，我在護理站翻閱病歷，大夜班的護理師跟我回報說：「K先生前一天換完藥之後，不斷地拿鏡子照自己，好像很滿意！」

我聽了很高興，心想：「醫護人員並沒有能力讓他起死回生，但我們至少讓他多保有一點做為一個人的尊嚴！」

星期四中午，我再度替他換藥，除了運用前一天學到的技巧之外，我跟邱小姐還將一般常見的茶包，塞進固定傷口的腹敷帶中，目的是吸除臭味；另外還用長長一條的魔鬼粘，將一大塊的腹敷帶，直接固定在K先生的頭頂上，好拆易洗。

當傷口整理好之後，又黏又髒的頭髮就令人難以接受了，邱小姐建議家屬可以請醫院理髮部的阿姨，下班之後來為K先生理光頭，好清理。我覺得一不做二不休，乾脆請邱小姐拿一把剃刀來，我和K先生的哥哥，兩個人攜手，迅速地將K先生的三千煩惱絲剃除，清清爽爽，大家都很滿意，也省了一筆理髮的費用。

當天下午，負責『癌症病患醫院外延伸照護計畫』的彭小姐遇到我，問我說：「韋醫師怎麼不叫助理或護理人員做，卻要親自替病患換藥呢？而且還不戴口罩？」

我回答說：「因為《聖經》中的教導就是如此，耶穌曾經說：『在你們中間，誰願為首，就必作眾人的僕人。』（註）天國的權柄和這個世界上的權柄相反，是將金字塔翻過來的成倒三角形，為首的人其實就是眾人的僕人，別人不想做、不要做的，就是我該做的！」

星期六雖然是休假日，我仍然為K先生換藥，傷口仍有臭味，不過房門口已經聞不到了。星期一，薔蜜颱風肆虐全台，停班停課，我仍到醫院查房，發現K先生已經過世了。不過7C的醫療團隊已經盡力了，我們盡量以對待一個人該有的樣式，來對待每一位末期病患。

（註）引自《聖經．馬可福音》第十章

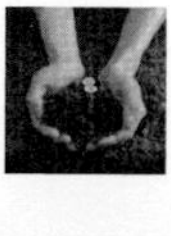

臨終的祝福

我問：「有一天你會死掉，會害怕嗎？」
她說：「不會，因為耶穌會帶領我突破死亡！」
我相信每一位信耶穌的人，
神都會賜給他們能突破死亡的權柄，
所以不該擔心她知道病情。

二〇〇六年九月十四日早上，腸胃科許醫師的助理陳小姐告訴我，8C病房有位肝癌末期的老太太，希望能轉給我做安寧照顧。傍晚時分，我先到8C的護理站看病歷，了解她的病史。

陳老太太，八十四歲，戶籍地是在高雄，先前有二十多年的高血壓病史，一直有服藥控制。今年八月，她出現腹脹、食慾不振的現象，女兒帶她到本院的腸胃科門診就醫，腹部超音波檢查的結果顯示她的肝臟右葉有直徑超過十公分的腫瘤，侵犯到門靜脈，另外還有腹水。

女兒們聽了醫師的說明之後非常震驚，隨即帶她到台北振興醫院尋求第二意見，結果也是一樣地嚴重。

九月九日陳老太太因為解血便合併腹痛，被送到本院的急診室，隨即被收治到腸胃科病房照顧。經過了一週的治療，腸胃道出血的症狀已經緩解，因此許醫師希望我能接手為她做安寧照顧。

我到床邊看她，只見陳老太太虛弱地躺在病床上，好像是在睡覺。女兒們私下跟我說，她們還沒有完全告訴她癌末的實情，不過她們會為她禱告。

我聽了就問女兒們說：「妳們說會為她禱告，那代表妳們是信耶穌的人，那媽媽呢？」

她們說：「媽媽也是基督徒，信主有幾十年了！」

我說：「那很好呀，每一位信耶穌的人，神都會賜給他們能夠突破死亡的權柄，所以妳們不該擔心她知道病情才對呀！」

女兒們點頭表示同意我的看法。

九月十八日我把陳老太太轉到7C病房接手照顧。在接下來的幾天早上，正好都有醫院的安寧志工來病房實習，我帶著他們查房看病人。查到陳老太太時，我坐在她的病床邊，問她說：「妳的病很嚴重，會不會擔心？」

她說：「不會！」

我問：「為什麼？」

她說：「因為耶穌與我同行，他賜給我平安！」

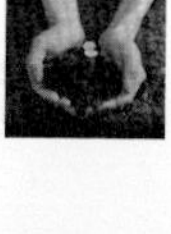

我又問：「有一天妳會離開，會害怕嗎？」

她說：「不會，因為耶穌會帶領我突破死亡！」

聽完她簡短的話，我跟實習志工們說：「什麼樣的力量可以幫助一個人在面對死亡時，能夠不害怕，是非常值得我們去探討的。」

陳老太太在7C病房住了一個星期，九月二十六日早上查房時，我稱讚她為神做了美好的見證，隔天早上她就平安地離世歸天家了。

兩天後，女兒們回來開立死亡診斷書，跟我提到陳老太太在死亡前三天，為每一位來病房探視她的人祝福，特別是為她一位從美國趕回來身懷六甲的孫女按著肚子祝福禱告。

女兒們還說：「媽媽三十幾歲就守寡，辛苦地拉拔五個女兒。她一直秉持聖經的教導，當我們犯了錯，他會叫我們跪著反省、向神認罪，直到我們得到神的原諒。」

聽了她們這段話，我想到《聖經》裡曾記載，亞伯拉罕的獨生子以撒，在臨終前祝福兩個兒子雅各和以掃（註），我覺得陳老太太最後的見證真是美好，藉著基督信仰的力量坦然面對死亡，並且把握時間祝福後代，真是令人難忘！

（註）以撒的祝福記載於《聖經．創世紀》第二十七章

國家圖書館出版品預行編目資料

和你在一起 / 韋至信著.
臺北市 ： 文經社, 2010. 08
面 ； 公分 -- （文經文庫 ； A263）
ISBN 978-957-663-619-6（平裝）

1.癌症 2.病人 3.通俗作品
417.8 99013451

文經社

文經文庫 A263
和你在一起

著 作 人 — 韋至信
發 行 人 — 趙元美
社 長 — 吳榮斌
主 編 — 管仁健
美術設計 — 劉玲珠
出 版 者 — 文經出版社有限公司
登 記 證 — 新聞局局版台業字第2424號
<總社・編輯部>：
地 址 — 104 台北市建國北路二段66號11樓之一（文經大樓）
電 話 — （02）2517-6688（代表號）
傳 真 — （02）2515-3368
E-mail — cosmax.pub@msa.hinet.net
<業務部>：
地 址 — 241 台北縣三重市光復路一段61巷27號11樓A（鴻運大樓）
電 話 — （02）2278-3158・2278-2563
傳 真 — （02）2278-3168
E-mail — cosmax27@ms76.hinet.net
郵撥帳號 — 05088806文經出版社有限公司
新加坡總代理 — Novum Organum Publishing House Pte Ltd. TEL:65-6462-6141
馬來西亞總代理 — Novum Organum Publishing House (M) Sdn. Bhd. TEL:603-9179-6333
印 刷 所 — 松霖彩色印刷有限公司
法律顧問 — 鄭玉燦律師（02）2915-5229
發 行 日 — 2010年 8 月 第一版 第 1 刷

定價／新台幣 200 元 Printed in Taiwan